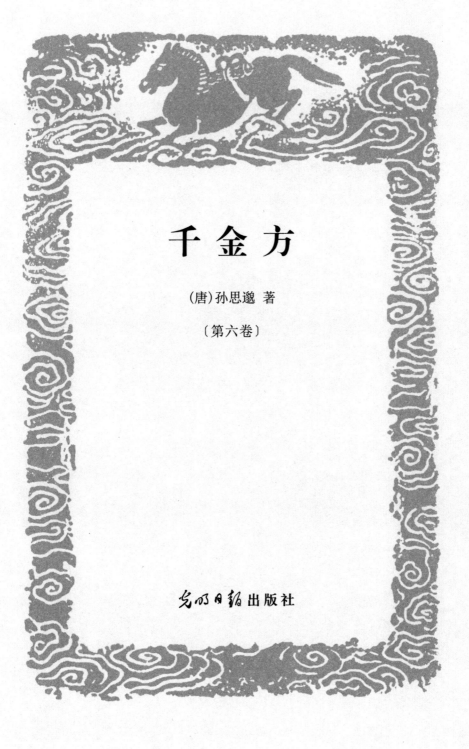

千 金 方

（唐）孙思邈 著

〔第六卷〕

光明日报出版社

千金翼方卷第十九　　杂病中

消渴第一

方二十二首

葵根汤　主一年渴饮一石以上，小便利，若饮酒渴、伤寒渴，皆悉主之，方：

霜下葵根皮一握长四寸

右一味，以水一斗，煮取三升，分三服，取瘥止。

又方：

栝楼根　甘草炙，各二两　黄连一升

右三味，㕮咀，以水五升，煮取二升五合，分三服。

茯苓汤　主胃反，吐而渴，方：

茯苓八两　泽泻四两　生姜切　桂心　白术各三两　甘草一两，炙

右六味，㕮咀，以水一斗，煮小麦三升，减三升，去麦纳诸药，煮取二升五合，服八合，日再。

消渴，师所不能治之方：

生栝楼九斤，去皮，细切，捣绞汁令尽　上好黄连九两，捣，绢罗为末

右二味，以上件汁溲黄连如硬面细擘，日曝令干，捣之绢筛，更溲如前，日曝捣，一依前法，往反汁尽，曝干捣筛，炼蜜和饮，服如梧子十丸，日三，加至三十丸，病愈止。百日慎生冷、醋、滑、酒、五辛、肉、面、油腻，永瘥。无生者，干者九斤，切，以水二斗煎取一斗和之，如生者法。

桑根汤　主日饮一石水方：

桑根白皮切，五升，入地三尺者良，炙令黄黑

右一味，以水与根亦不限多少，煮以味浓为度，适寒温饮之，任性多少，切慎盐。

猪肚丸 治消渴，方：

猪肚一枚，治如食法 黄连五两 栝楼四两 麦门冬四两，去心 知母四两，无，以茯神代

右五味为散，纳猪肚中线缝，安置甑中蒸之极烂熟，接热木臼中捣可丸。若硬，加少蜜和丸如梧子，饮服三十九，日再，渐加至四十、五十丸。渴即服之。

葛根丸 主消渴，方：

葛根 栝楼各三两 铅丹二两 附子一两，去皮

右四味，捣筛为末，炼蜜和丸如梧子，饮服十丸，日三服，治日饮一石水者，春夏减附子。

大黄丸 主消渴，小便多，大便秘，方：

大黄一斤 栝楼 土瓜根各八两 杏仁五合，去皮尖、双仁，熬

右四味，破大黄如棋子，冷水渍一宿，蒸曝干，捣筛为末，炼蜜和丸如梧子大，以饮服五丸，日三，以知为度。

酥蜜煎 主消渴，方：

酥一升 白蜜三升 芒硝二两

右三味合煎，欲渴即啜之，日六七，益气力，神效。

羊髓煎 主消渴，口干。濡咽方：

羊髓二合，无，即以酥代之 白蜜二合 甘草一两，炙，切

右三味，以水三升，煮甘草取一升，去滓纳蜜、髓，煎令如饴，含之尽，复含。

酥蜜煎 主诸渴，方：

酥一升 蜜一升

右二味合煎，令调和，一服二升，当令下利药出，明日更服一升，后日更服一升，即瘥。慎酒及诸咸等。

茯苓煎 主诸消渴，方：

茯苓二斤 白蜜四升

右二味，于铜器中，重釜煎，以两茎薤白为候，黄即煎熟。先食服如鸡子大，日三。

防己散 主消渴，肌肤羸瘦，或乃转筋不能自止，小便不禁，悉主之，方：

木防己一两 栝楼 铅丹 黄连各二两

右四味，捣筛为散，先食，以苦酒一升、以水二升合为浆，服方寸匕，日三。服讫，当强饮，极令盈溢，一日再服，则憎水，当不欲饮也。

大渴，百方疗之不瘥，方：

铅丹 胡粉各半两 栝楼 甘草炙，各二两半 泽泻 石膏 赤石脂 白石脂各五分

右八味，捣筛为散，水服方寸匕，日三，壮人一匕半，一年病一日愈，二年病二日愈，渴甚者夜两服，腹痛者减之，丸服亦佳，一服十丸，伤多则腹痛也。

治口干燥，方：

酸枣一升半，去核 酸石榴子五合，末 乌梅五十枚，去核 麦门冬四两，去心 茯苓三两半 覆盆子 葛根各三两 石蜜四两 桂心一两六铢 栝楼三两

右一十味，捣筛为末，炼蜜和丸如酸枣大，含之不限时节，以口有津液为度，忌如药治。

三黄丸 主男子五劳七伤，消渴，不生肌肉，妇人带下，手足寒热，方
巴郡太守奏：

春三月：黄芩四两 大黄三两 黄连四两

夏三月：黄芩六两 大黄一两 黄连七两

秋三月：黄芩六两 大黄二两 黄连三两

冬三月：黄芩三两 大黄五两 黄连二两

右三味，随时合捣为末，炼蜜和丸如大豆，饮服五丸，日三。不知，稍增至七丸，服一月病愈。久服，行及奔马，尝试有验。

铅丹散 主消渴，方：

铅丹二两 栝楼八两 茯苓 甘草炙，各一两半 麦门冬八两，去心

右五味，捣筛为散，旦以浆服方寸匕，日二。

膀胱冷，小便数多，每至夜偏甚，方：

鸡肠五具，治如食法 羊肾一具，去脂，并干为末 赤石脂六两 龙骨三两 苁蓉四

两 黄连五两 桂心二两

右七味，捣筛为散，酒服方寸匕，半日再服，五日中可作羊汤炙一剂，十日外可作羊肉臛，香味如常，食饱与之。

尿煮牡蛎，主内消，小便数，方：

牡蛎五两，熬

右一味，以患人尿三升煮取二升，分再服。

治渴利方：

豆一升，醋拌蒸，曝干，三拌、三曝、三蒸，熬 黄连一斤，如金色者

右二味，捣筛为末，炼蜜和丸如梧子，饮服三十丸，日二，稍加至四十丸。神验。

大病后虚羸不足成渴，方：

取七岁以上，五岁以下黄牛新生犊者乳一升，以水四升，煎取一升，适寒温，稍稍饮之，不得过多，十日服之不住，佳。一云渴即饮，不限多少。

又方：

取自死鸡大者一枚，以三升半白汤，捉脚倒，细细淋之三七遍，拔毛置于汤中，毛尽，去毛，取汁澄清汤，即任性饮之，饮尽即愈。其鸡故杀作药，不过七日，其病倍发，以后百药不可瘥，慎之慎之。

栝楼散 主消渴，延年益寿，方：

栝楼 枸杞根 赤石脂 茯苓各一两半 天门冬二两半，去心 牛膝 干地黄各三两 桂心 菊花 麦门冬去心 菖蒲 云母粉 泽泻 卷柏 山茱萸 远志去心 五加皮 杜仲炙 瞿麦 续断 石斛 黄连 柏仁 石韦去毛 忍冬各一两 菟丝 车前子 蛇床子 巴戟天 钟乳研 薯蓣 甘草炙，各五分

右三十二味，捣筛为散，酒服方寸匕，日三四。亦可丸服十丸，日三。

淋病第二

方二十首

治血淋、热淋方：

以韭七茎烧令热，以手熟挼热掩尿处，冷即易之，可六七度，瘥。

治热淋方：

白茅根四斤

右一味，切，以水一斗五升煮取五升，每服一升，日三，夜二。

治石淋方：

车前子二升，绢袋贮，以水八升煮取三升，顿服之，须臾当下石子，宿勿食，服之良。

又方：

常煮冬葵根作饮服之，石出。

关格不通方：

芒硝五两 芍药四两 杏仁四两，去皮尖、双仁 麻子仁三两 枳实一两，炙 大黄半斤 干地黄二两

右七味，㕮咀，以水七升煮取三升，分三服。一方用乌梅、榆白皮各五两，无枳实、地黄。

治淋方：

车前子一把 榆白皮一握 乱发如鸡子大，烧之取灰

右三味，以水六升煮取三升，分再服。

又方：

黄芩四两

右一味，㕮咀，以水五升煮取二升，分三服。亦主下血。

治淋方：

榆白皮切，一升 车前子切，五升 葵子一升 滑石八两 通草八两 赤蜜一升

右六味，㕮咀，以水三斗，煮取七升，去滓下蜜，更煎取三升，分三服。

治尿白稠，方：

露蜂房烧灰，服方寸匕，煮汁服，亦佳。

治小便不通，方：

滑石二两 葵子一两 榆白皮一两

右三味，为散，浓煮麻子汁一升半，取一升，以二方寸匕和服，两服即通。

治小便不通，方：

纳姜黄末如豆许大，小便孔中即通。

又方：

通草 猪苓去皮 桑白皮各二两

右三味，哎咀，以水六升煮取二升，分二服。

治丈夫、女人胞转，不得小便八九日，方：

滑石一斤 寒水石一两，碎 葵子一升

右三味，以水一斗，煮取五升，尽服即利。

久房散 主小便多或不禁，方：

菟丝子二两 蒲黄三两 黄连三两 硝石一两 肉苁蓉二两

右五味，并鸡膍胵中黄皮三两为散，服方寸匕，日三，行三、四里又服。一方用五味子三两。

治小便不利，膀胱胀，水气流肿，方：

水上浮萍干末，服方寸匕，日三。

治小便不禁，多，日便一二斗，或如血，方：

麦门冬八两，去心 蒺藜子二两 甘草一两，炙 干姜四两 桂心二两 干地黄八两 续断二两

右七味，哎咀，以水一斗，煮取二升五合，分三服。

又方：

鹿茸长三寸，炙 踯躅一升 桂心一尺 韭子一升 附子三枚，炮去皮 泽泻三两

右六味为散，服五分匕，日三，稍加至一寸匕，浆水服之，瘥。

治大小便不通，方：

当归三斤 大戟一斤 牛膝三斤

右三味，切，以水五升，煮取二升，以大豆五升煎令汁尽，豆干，初服三枚，以通为度。

濡脏汤 主大小便不通六七日，腹中有燥屎，寒热烦迫短气，汗出腹满，方：

生葛根二斤 猪膏二升 大黄一两

右三味，哎咀，以水七升，煮取五升，去滓纳膏，煎取三升，澄，强

人顿服，羸人再服。

霹雳煎方：

好浓酒一盏 盐一大钱

右二味，和于铛内，文火煎，搅勿住手，可丸，得就铛丸如小茧大。纳肛肠中，不过三，必通。如不通者，数尽也，神效。酒当作蜜。

水肿第三

方二十六首 并五不治证

凡水肿有五不治：一面肿苍黑，是肝败不治；二掌肿无纹理，是心败不治；三腹肿无纹理，是肺败不治；四阴肿不起，是肾败不治；五脐满肿反者，是脾败不治。

猪苓散 主虚满，通身肿，利三焦，通水道，方：

猪苓去皮 茯苓 葶苈熬 人参 五味子 防风 泽泻 狼毒 玄参 干姜 白术 桂心 椒目 大戟 远志去心 甘草炙，各半两 女曲三合，熬 小豆二合 苁蓉二分半

右一十九味，捣筛为散，酒服方寸匕，日三夜一。老小服一钱匕，日三。以小便利为度。

治百病诸荒邪狂走，气瘕冷病，历年黄黑，大腹水肿，小儿丁奚，疟疾经年，霍乱中恶，蜚尸及暴疾，皆悉主之，方：

芫青 巴豆去心皮，熬 斑蝥各三十枚，去翅足，熬 天雄炮，去皮 干姜各半两 乌头炮，去皮 细辛 蜀椒汗，去目、闭口者 附子炮，去皮 蹋躅 黄芩 桂心各一两

右一十二味，细切，以绢袋中盛酒一斗，渍十日，去滓，服半合，日三，以知为度，曝滓作散，酒服半钱匕，日三。强人一钱，伤寒、中温、湿冷、头痛、拘急、寒热、疟发、头风，皆须服一钱匕，厚覆取汗。初服当吐清汁三四升许；又主心疝，妇人无子。服之烦闷不堪者，饮冷水一升即解。

蒲黄酒 主通身肿，此风虚水气，亦主暴肿，方：

蒲黄 小豆 大豆各一升

右三味，以酒一斗煮取三升，分三服。

商陆酒 主风水肿,方:

取商陆,切一升,以酒二升渍三宿,服一升当下,下者减之,从半升起,日三,尽更合服。

又方:

取大豆一升,以水四升,煮取二升,去滓,纳上酒一升,合煎取一升,随能杯饮之,日三服,常令有酒势。

茯苓丸 主水胀大。甄主簿与康公处得效方:

茯苓 白术 椒目各一两 葶苈子一两半,熬 桂心三分 芒硝 泽泻 木防己各五分 甘遂三分 赤小豆 前胡 莞花各半两,熬。《千金》作芫花。

右一十二味,捣筛为末,炼蜜和丸如梧子,蜜汤服五丸,日一,稍加,以知为度。

汉防己煮散 主水肿上气,方褚澄秘之:

汉防己 泽漆叶 石韦去毛 桑白皮 泽泻 丹参 茯苓 橘皮 白术各三两 生姜十两,切 郁李仁五两 通草一两

右一十二味,捣筛为散,以水一升七合,纳四方寸匕,煮取八合,顿服,日二。小便利为度。

第一之水,先从面目肿遍一身,名曰青水,其根在肝,大戟主之;

第二之水,先从心肿,名曰赤水,其根在心,葶苈主之;

第三之水,先从腹肿,名曰黄水,其根在脾,甘遂主之;

第四之水,先从脚肿,上气而咳,名曰白水,其根在肺,藁本主之;

第五之水,先从足跌肿,名曰黑水,其根在肾,连翘主之;

第六之水,先从面至足肿,名曰玄水,其根在胆,莞花主之;

第七之水,先从四肢起,腹满大,身尽肿,名曰风水,其根在胃,泽漆主之;

第八之水,先四肢小肿,其腹肿独大,名曰石水,其根在膀胱,桑根白皮主之;

第九之水,先从小肠满,名曰果水,其根在小肠,巴豆主之;

第十之水,乍盛乍虚,乍来乍去,名曰气水,其根在大肠,赤小豆主之。

右十病，皆药等分，与病状同者则倍之，白蜜和，先食，服一丸如小豆，日三。欲下病者，服三丸，弱者当以意节之。

治宿食、流饮、寒热、温病、水肿，方：

郁李仁十枚，熟研 粳米三合，研，令中断

右二味，以水四升合煮取二升，顿服。此粥日三度作服之，人强用十五枚，羸者五六枚，不知者稍加之，以知为度。

炙鲤鱼主肿满，方：

取鲤鱼长一尺五寸，以尿渍令没一宿，平旦以木从口贯之至尾，炙令黄熟，去皮，宿勿食，顿服之，不能者再服令尽，神方。

男女新久肿，得恶暴风入腹，妇人新产上漏清，风入脏，腹中如马鞭者，嘘吸短气咳嗽，**一味大豆煎**方：

大豆一斗，择令净

右，以水五斗，煮之得一斗三升，澄清去下浊者，纳釜中，以一斗半美酒纳汁中，煎取九升，宿勿食，旦服三升，温覆取汗两食顷，当下去风气肿减，慎风冷，十日平复如故，除日服之。若急不可待除日，逐急令服。合时于清净无人处，令童子一人视之，不用六畜、妇人见之，自度身中肿未尽，更服三升，瘥了了者，勿服也，神验，千金不传。

又方：

楮皮叶一大束

右一味，切，以水一斗煮取五升，去滓，服之不过三四日，面肿乃减。虽得瘥，常可服之。《千金》楮枝皮叶一大束，切，煮取汁，随多少酿酒，旦服醉为佳。后同。

莨菪丸 治水气肿，鼓胀，小便不利山连治韦司业得瘥，司业侄云表所送，云数用神验：

莨菪子一升 羖羊肺一具，青羊亦佳

右二味，汤微煤肺，即薄切之，曝干捣末，以三年大醋浸莨菪子，一伏时出之，熬令变色，熟捣如泥，和肺末蜜和捣作丸，食后一食久，服如梧子四丸，麦门冬饮服之，以喉中干，口粘浪语为候，数日小便大利，即瘥。

麦门冬饮法：

麦门冬二十五枚，去心 粳米二十五粒

右二味，以大合三合半水煮之，米大熟，去滓，以下丸药，每服常作。

有人虚肌积年，气上似水病，眼似肿，而脚不肿，方：

縠楮叶八两

右一味，以水一斗，煮取六升，去滓，纳米煮粥，亦以当水，煮羹等皆用之，秋时多收，以拟经冬用，其水多少浓淡任人勿拘，此方慎蒜面猪鸡鱼油腻，重者三年服之，永瘥，轻者一年瘥。

治水肿方：

葶苈子六两，生用 桂心二两

右二味，捣筛为末，炼蜜和丸如梧子，饮服十丸，日二，慎如前法，忌口味。

麻豆煎 主大腹水肿，方：

大麻一石，未入窖不郁浥者 赤小豆一石，不得一粒杂

右二味，取新精者仍净拣择，以水淘曝令干，蒸麻子使熟，曝令干，贮净器中，欲服，取五升麻子熬之令黄香，惟须缓火，勿令焦，细捣取末，以水五升，研取汁令尽，净器密贮之，明旦欲服，今夜以小豆一升净淘渍之，至晓干漉去水，以新水煮，未及好熟即漉出令干，纳麻子汁中煮令大烂熟为佳，空腹恣意食，日三。其陈郁麻子，益增其病，慎勿用之。一切水肿，皆忌饱食，常须少饥，后有灸三里、绝骨，作鱼羹法，见《千金》中。

苦瓠丸 主大水，头面、遍身大肿满，方：

苦瓠白穰实捻，如大豆粒

右一味，以面裹煮一沸，空腹吞七枚，午后出水一升，三四日水自出不止，大瘦即瘥。三年慎口味。苦瓠须好无腐翳者，不尔有毒，不堪用。

槟榔丸 主水肿，方：

槟榔 桂心 栝楼 麻黄去节 杏仁去皮尖、双仁，熬 茯苓 椒目 白术各三两 附子炮，去皮 吴茱萸五合 厚朴炙 干姜 黄耆 海藻一本无 木防己 葶苈熬 甘草

炙，各二两

右一十七味，捣筛为末，炼白蜜和丸如梧子，饮服二丸，日三。加至四丸，不知，又加二丸，可至十二丸。此主老小水肿、虚肿、大病客肿，作喘者用之佳。一云忌海藻，必恐无此一味。

风水，通身肿欲裂，利小便，方：

防风 猪苓去皮 泽泻 麻黄去节 茯苓各四两 黄耆三两 泽漆 白术各五两 杏仁去皮尖、双仁 大戟各一升 独活八两 酒一斗 大豆二升，以水七升，煮一升

右一十三味，㕮咀，以豆汁及酒合煮取七升，分六七服，一日一夜令尽，当小便极利为度。

泽漆根汤 主水通身洪肿，四肢无堪，或从消渴，或从黄疸，支饮，内虚不足，荣卫不通，血气不化，气实皮肤中，喘息不安，腹中响响胀满，眼不得视，方：

泽漆根十两 赤小豆二升 茯苓三两 鲤鱼一枚重五斤者，净去肠胃 生姜八两，切 人参 麦门冬去心 甘草炙，各二两

右八味，以水一斗七升，煮鲤鱼、豆减七升，去之，纳药，煮取四升五合，去滓，一服三合，日三；弱人二合，日再服，气下喘止，可至四合。晬时小便利，肿气减，或小溏下。若小便大利，还从一合始，大利止。若无鲤鱼，鲖鱼亦可。若水甚，不得卧，卧不得转侧，加泽漆一斤；渴，加栝楼二两；咳，加紫菀二两，细辛一两，款冬一两，桂心三两，增鱼汁二升。

大豆汤 主风水，通身大肿，眼不得开，短气欲绝，或咳嗽，方：

大豆一斗 乌头炮，去皮 黄耆 泽泻各三两 杏仁一升，去皮尖、双仁 半夏六两，洗 茯苓 白术各五两 生姜七两，切 麻黄去节 猪苓去皮 防风 木防己各四两 甘遂 甘草炙，各二两 酒一升

右一十六味，以水四斗，先煮豆取一斗，去豆，纳药及酒合煮取七升，日四夜三，得快利小便为度，肿减便住，不必尽剂，若不得利小便者，加生大戟一升，葶苈二两半，无不快也，万不失一。

麻黄汤 主风湿，水疾，身体面目肿，不仁而重，方：

麻黄四两，去节 甘草二两，炙

右二味，㕮咀，以水五升，煮取三升，分三服，重覆日移二丈，汗出。不出更合服之，慎护风寒，皮水用之，良。

治水肿方：

以苦瓠穰一枚，以水一石，煮一炊久，去滓，煎令可丸，服如大豆，小便利后，作小豆羹，乃饮食之。

又方：

葶苈五两，熬 牵牛子 泽泻 昆布洗 海藻洗 猪苓去皮，各三两

右六味末之，炼蜜和丸如梧子大，饮服十五丸，日三。

石胆丸 主足胫肿，小便黄，胸痛，颊车骨筋解开痛，方：

石胆研 吴茱萸 天雄炮，去皮 芫花熬 柏仁各一分 防风 荛花熬 杜仲炙，各三分 菖蒲 葶苈熬，各一两 菟丝子三合

右一十一味，捣筛为末，炼蜜和为丸如蜱豆，以饮服三丸，日二。

痰饮第四

方一十四首

治痰饮头痛，往来寒热，方：

常山一两 云母粉二两

右二味，捣筛为散，热汤服一方寸匕，吐之，止，吐不尽，更服。

杜蘅汤 主吐百病，方：

杜蘅 松萝各三两 瓜蒂二七枚

右三味，切，以水酒各一升二合渍二宿，去滓，分再服。若服已即吐者，止。不吐者更服之。每服相去如人行十里，欲令药力尽，饮一升稀粥便定，老小用之亦佳。《千金》云酒一升二合渍二宿。

蜜煎 主寒热，方：

赤蜜五合 常山四两 甘草半两，炙，一法二两

右三味，㕮咀，以水一斗，煮取二升，去滓纳蜜，温服七合，吐则止，不吐更服七合，勿饮冷水。

又方：

蜜二合　醋八合

右二味调和，旦顿服，须臾猥猥然欲吐，擿之，若意中不尽，明旦更服。无毒，不大呕吐，其药安稳。

葱白汤　主冷热膈痰，发时头痛闷乱，欲吐不得，方：

葱白二七茎，切　桃叶一把　乌头炮，去皮　真珠　常山　甘草炙，各半两

右六味，㕮咀。以酒四升，水四升，合煮取三升，去滓，纳真珠服一升，得吐止。

松萝汤　主胸中痰积热，皆除之，方：

松萝二两　乌梅二七枚　常山三两　栀子二七枚，擘　甘草五两，炙，一云一两

右五味，㕮咀，以酒三升渍一宿，旦以水三升合煮取二升五合，分再服。得快吐，便止，不要顿尽，二服也。

又方：

松萝一两　乌梅三七枚　常山　甘草各二两，炙

右四味，㕮咀，以酒三升渍一宿，煮取二升，服一升，取吐止。

大五饮丸　主五种饮：一曰留饮，停水在心下；二曰澼饮，水澼在两胁下；三曰痰饮，水在胃中；四曰溢饮，水溢在膈上，五脏间；五曰流饮，水在肠间，动摇有声。夫五饮者，皆由饮后伤寒，饮冷水过多所致，方：

远志去心　苦参　藜芦　白术　乌贼骨　甘遂　大黄　石膏　半夏洗　紫菀　桔梗　前胡　芒硝　栝楼　五味子　苁蓉　贝母　桂心　芫花熬　当归　人参　茯苓　芍药　大戟　葶苈熬　黄芩各一两　附子炮，去皮　常山　厚朴炙　细辛　薯蓣　甘草炙，各三分　巴豆三十枚，去心皮，熬

右三十三味，捣筛为末，炼蜜和丸如梧桐子大，酒服三丸，日三，稍加之。

前胡汤　主胸中久寒澼实，宿痰隔塞，胸痛，气不通利，三焦冷热不调，食饮减少无味，或寒热体重，卧不欲起，方：

前胡　人参　大黄　当归　甘草炙，各二两　黄芩　防风　麦门冬去心　吴茱萸各一两　半夏三两，洗　生姜四两，切　杏仁三十枚，去皮尖、两仁

右一十二味，㕮咀，以水一斗，煮取三升，分三服，日三。

白术茯苓汤　主胸中结痰，饮澼结脐下，弦满，呕逆不得食；亦主风

水。方：

白术　茯苓　橘皮　当归各三两　附子炮去皮，二两　半夏洗　生姜切　桂心各四两

右八味，㕮咀，以水一斗二升，煮取三升，分为三服，日三服，三剂佳。《深师方》有细辛一味，一作人参。

姜椒汤　主胸中积聚痰饮，饮食减少，胃气不足，咳逆呕吐，方：

生姜汁七合　蜀椒三合，汗，去目、闭口者　半夏三两，洗　橘皮二两　茯苓　桔梗　桂心　附子炮去皮　甘草炙，各一两

右九味，㕮咀，以水七升煮取二升五合，去滓，纳姜汁煎取二升，分三服，服两剂佳，若欲服大散诸五石丸，必先服此方，乃进黄耆丸辈必佳。

半夏汤　主痰饮澼气吞酸，方：

半夏三两，洗　生姜六两，切　附子一枚，炮去皮　吴茱萸三两，熬

右四味，㕮咀，以水五升，煮取一升五合，分三服，日三，老小服半合。

姜附汤　主痰冷澼气，方：

生姜八两，切　附子四两，生，去皮，四破

右二味，以水八升，煮取二升，分四服，日二。亦主卒风，大良。

论曰：凡痰饮盛，吐水无时节，其源为冷饮过度，遂令瘤冷，脾胃气羸，不能消于食饮，食饮入胃，皆变成冷水，反吐不停者，**赤石脂散**主之，方：

赤石脂三斤

右一味，捣筛为散，服方寸匕，日三，酒饮并可下之，稍稍渐加至三匕，服尽三斤，则终身不吐水，又不下利，补五脏，令肥健。有人痰饮，服诸药不瘥，惟服此一斤，即愈。

癖积第五

方一十四首

大五明狼毒丸　主坚癖或在人胸胁，或在心腹，方：

狼毒 干地黄熬，各四两 杏仁三十枚，去皮尖、双仁 巴豆二十枚，去皮心，熬 干姜 桂心各一两半 旋复花 芫花熬 莽草各半两 细辛 五味子 蜀椒汗，去目、闭口者 漆头茴茹各一两 人参 附子炮，去皮 大黄 厚朴炙 木防己 苁蓉 当归 半夏洗，各二两

右二十一味，捣筛为末，炼蜜和丸如梧子大，以饮服二丸，日二夜一，以知为度。

小狼毒丸 主病与前方同：

狼毒三两 附子炮，去皮 半夏洗 白附子各一两 漆头茴茹 旋复花各二两

右六味，捣为末，炼蜜和，更杵五千杵，丸如梧子，饮服三丸，日二，稍加至十丸。

礜石丸 主积聚癥坚不能食，方：

礜五两，炼 雄黄研 人参各一两 杜蘅 桂心各一两半 前胡 藜芦各三分 大黄二两 干姜二两 皂荚半两，炙，去皮、子 丹参各二两 半夏洗 附子炮，去皮 巴豆去皮 乌头炮，去皮，各六铢

右一十五味，捣筛为末，炼蜜和丸如小豆，服二丸，日二。可至四丸。

治癥癖乃至鼓胀，方：

取乌牛尿一升，微火煎如稠糖，空腹服大枣许一枚，当鸣转病出，隔日更服，忌口味。

又方：

人尿三升，煎取一升，空腹服，如牛尿法。

芒硝汤 主暴癥坚结，方：

木防己 白术 鬼臼各一两半 芒硝 芍药 当归各二两 大黄三两 蜈蚣炙 蜥蜴炙，各二枚 甘草一两，炙

右一十一味，㕮咀，以水七升，煮取二升，去滓，下芒硝，分为三服，日三。

治卒暴癥，方：

蒜十片，去皮，五月五日户上者 桂心一尺二寸 伏龙肝鸭卵大一枚

右三味，合捣，以淳苦酒和之如泥，涂著布上掩病处，三日消。《千

金》云：凡蒜或无蒜，亦得用也。

又方：

取商陆根捣蒸之，以新布藉腹上，以药铺布上，以衣覆上，冷即易，取瘥止，数日之中，晨夕勿息为之，妙。

三棱草煎 主癥癖，方：

三棱草切，取一石

右一味，以水五石煮取一石，去滓，更煎取三斗，于铜器中重釜煎如稠糖，出纳密器中，且以酒一盏服一匕，日二服。每服常令酒气相续。

疗十年疢癖，方：

桃仁去皮尖双仁，熬 豉干，曝去皮，熬，捣筛，各六升 蜀椒去目、闭口者，生捣筛
干姜捣筛，各三两

右四味，先捣桃仁如膏，合捣千杵，如干，可入少蜜和捣，令可丸如酸枣大，空腹酒服三丸，日三，仍用熨法。

取新盆一口受一斗者，钻底上作三十余孔，孔上布椒三合，椒上布盐，盐上安纸两重，上布冷灰一升，冷灰上安热灰一升，热灰上安熟炭火如鸡子大，常令盆大口热，底安薄毡，其口以板盖上，以手捉勿令落，仰卧安盆于腹上，逐病上及痛处，自捉遣移熨之，冷气及癥结皆从下部中作气出，七日一易椒盐，满三七日，百病皆瘥，乃止。

江宁衍法师破癖方：

白术 枳实炙 柴胡各三两

右三味，㕮咀，以水五升，煮取二升，分三服，日三，可至三十剂，永瘥。

陷胸汤 主胸中、心下结坚，食饮不消，方：

大黄一两 栝楼二两 甘草二两 甘遂一两 黄连六两

右五味，㕮咀，以水五升煮取二升五合，分三服。

三台丸 主五脏寒热，积聚，胪胀肠鸣而噫，食不作肌肤，甚者呕逆，若伤寒寒疟已愈，令不复发，食后服五丸，饮多者吞十丸，长服令人大小便调和，长肌肉，方：

大黄二两，熬 熟硝石 葶苈各一升，熬 茯苓半两 厚朴炙 前胡 附子炮，去

皮 半夏洗 细辛各一两 杏仁一升，去皮尖、双仁，熬

右一十味，捣筛为末，别捣杏仁如脂，次纳药末，炼蜜相和令得所，更捣五千杵，丸如梧子大，酒服五丸，稍加，以知为度。

大桂汤 主虚赢，胸膈满，方：

桂心一斤 半夏一升，洗 黄耆四两 生姜一两，切

右四味，㕮咀，以水一斗四升，煮取五升，分五服，日三夜二。

寒冷第六

方九首

鹿骨汤 主虚劳风冷，补诸不足，乏惙少气，方：

鹿骨一具，剉 苁蓉一两 防风 橘皮 芍药 人参 当归 龙骨 黄耆各二两 桂心 厚朴炙 干姜 独活 甘草炙，各三两

右一十四味，㕮咀，以水三斗先煮骨，取一斗，澄取清，纳药煮取三升五合，分四服，日再。

大桂皮汤 主气逆，又胸寒热往来，吸吸短气，恶闻人声，诸烦酸疼，咳逆不能饮食，饮食不生肌肉，溺黄，里急绞痛，气上冲发咳，胃管有热，雷鸣相逐，寒冷厥逆，伤损五脏，语言难，喜直视，大便难，方：

桂心六两 当归 细辛 黄芩各二两 人参五两 厚朴炙 枳实炙 芍药 芎䓖各三两 黄耆四两 麦门冬去心 吴茱萸 半夏洗，各一升 蜜五合 附子一枚，炮，去皮 生姜二斤 五味子 饴各半斤 甘草六两，炙

右一十九味，㕮咀，捣生姜取汁三升，以水二斗煮药，取六升，去滓，微火上煎，纳姜汁、蜜、饴搅相得，煮取六升，一服一升，日二。

大半夏汤 主胸中虚冷，满塞下气，方：

半夏一升，洗 生姜八两，切 桂心五两 蜀椒三百粒，去目、闭口，汗 茯苓 枳实炙，各二两 大枣二十枚，擘 附子炮，去皮，破 当归 人参 厚朴炙 甘草炙，各一两

右一十二味，㕮咀，以水一斗，煮取三升，分三服。

茱萸汤 主风冷气，腹中虚冷、急痛，饮食不消，心满，少腹里急引

痛，手足逆冷，胃中响响，干噫欲吐，吐逆短气，方：

吴茱萸二升 小麦 半夏洗，各一升 生姜十五两 大枣五十枚，擘 桂心三两 人参 黄芩 甘草炙，各二两

右九味，㕮咀，以水一斗二升，煮取四升，分为四服，一服一升，日再。

茱萸汤 主男子虚热，寒冷，妇人寒劳气逆，及胸腹苦满而急，绕脐痛，寒心，吞酸，手足逆冷，脐四边坚，悸气踊起，胃中虚冷，口中多唾，或自口干，手足烦，苦渴湿痹，风气动作，顽痹不仁，骨节尽痛，腰背如折，恶寒，大呼即惊，多梦，梦见鬼神，此皆五脏虚，方：

吴茱萸二升 半夏一升，洗 生姜一斤，切 芍药 桂心各三两 大枣十二枚，擘 人参 黄芩 甘草炙，各二两

右九味，㕮咀，以水一斗二升，先煮枣极沸，乃纳诸药煮取四升，服八合，日三。

乌头当归汤 主虚劳损胸满痛，挛急短气，面黄失色，头眩心烦，梦寤失精，寒气支节疼，又两腋不得喘息，喘息辄牵痛，逆害饮食，悉主之，方：

乌头炮去皮 独活 芍药 蜀椒去目、闭口者，汗 白术 人参各二两 厚朴四两，炙 桂心五两 麦门冬去心 细辛各一两 吴茱萸一升 当归 生姜切 甘草炙，各二两

右一十四味，㕮咀，以水一斗三升，煮取四升，一服七合，日三。乌头炮令黄，乃用之。

泽兰子汤 主伤中里急，两胁挛痛，久致咳嗽，四肢寒热，小便赤黄，饮酒困卧，长风百脉开张，血痹不仁，梦寤失精，唇口干燥，奄然短气，方：

泽兰子 半夏洗 麻仁各一升 大枣二十枚，擘 糖一斤 人参 茯苓 细辛各二两 远志去心 桂心 龙骨 甘草炙，各一两

右一十二味，㕮咀，以水一斗二升，煮取四升，分四服，日三夜一。

泻膈汤 主胸心逆满，牵引腰背疼痛，食饮减少，方：

桂心 干姜 枳实炙 甘草炙，各四两 芫花一分，熬 茯苓二两 大黄半两 半夏洗 人参 桔梗 麦门冬各五分，去心

右一十一味，㕮咀，以水一斗，煮取三升，分三服。

人参汤 主养神补益，长肌肉，能食，安利五脏，通血脉调气，方：

人参 干姜 黄耆 芍药 细辛 甘草炙，各一两

右六味，㕮咀，以水四升，煮取一升八合，一服三合。

饮食不消第七

方一十七首 论一首

太一白丸 主八瘕，两胁积聚，有若盘盂，胸痛彻背，奄奄恻恻，里急，气满噫，项强痛，极者耳聋，消渴，泄痢，手足烦，或有流肿，小便苦数，淋沥不尽，不能饮食，少气流饮，时复闷塞，少腹寒，大肠热，恍惚喜忘，意有不定，五缓六急，食不生肌肉，面目黧黑，方：

狼毒 桂心各半两 乌头炮，去皮 附子炮，去皮 芍药各一两

右五味，捣筛为末，炼蜜和，更捣三千杵，丸如梧子大，旦以酒服二丸，暮三丸。知热止，令人消谷，长肌强中，久服大佳。

淮南五柔丸 主补虚寒，调五脏，和荣卫，通饮食，消谷，长肌肉，缓中利窍，方：

茯苓 细辛 芍药 半夏洗 当归各一两 苁蓉 葶苈熬，各二两 柴胡三两 大黄一斤，蒸

右九味，捣筛为末，炼蜜和，更捣万杵，丸如梧子大，以饮服五丸，稍渐加至十五丸，以调为度，有忧气者加松子仁一两。《千金》用前胡。

凡身重不能食，心下虚满，时时欲下，喜卧者，皆先针胃管太仓，服建中汤，及服此**平胃丸**必瘥，方：

杏仁五十枚，去皮尖、双仁者，熬 大黄四两 葶苈熬 麦门冬去心 玄参 苦参 丹参各二两 沙参一两半 人参 当归 芎䓖 五味子 桂心各一两

右一十三味，捣筛为末，炼蜜和丸如梧子，空腹酒服五丸，日二，以知为度。

崔文行平胃丸 主百病消谷，五劳七伤，平胃气令人能食，小儿亦可服。患冷者，减大黄，倍干姜，小便利者生用葶苈，方：

菖蒲 大黄 葶苈熬 小草 芍药 当归 桂心 干姜 茯苓 麦门冬去心 芎䓖 细辛各二两 甘草二两半，炙

右一十三味，捣筛为末，炼蜜和丸如梧子，空腹以酒服五丸，日再。《千金》一方七味。

调中五参丸 主十年呕，手足烦，羸瘦面黄，食不生肌肤，伤饱，食不消化，方：

人参 丹参 沙参 苦参 玄参 防风 蜀椒去目、闭口者，各一两，汗 附子炮，去皮 干姜各半两葶苈一合，熬 大黄四两 巴豆去心皮，熬 䗪虫熬，各五十枚

右一十三味，捣筛为末，炼蜜和丸如小豆大，空腹饮服二丸，日三服，蒸大黄于五升米下，及热切之，日曝干。

消谷丸 主数年不能饮食，方：

小麦蘖 七月七日曲各一升 干姜 乌梅各四两

右四味，捣筛为末，炼蜜和丸如梧子大，空腹酒服十丸，日再，稍加至三十丸。其寒在胸中，及反胃番心，皆瘥。

三部茯苓丸 主三焦。上中下焦合为三部，三焦道闭塞不通，留水在膈上，不消化，名曰痰水，积年不去，虽服药下之不能便去，虽得小去，随复如故，其病面目黧黑，手足逆冷，身体枯燥，肌肤甲错，身无润泽，吸吸羸瘦，或已呕吐，或大便燥，或复重下，起止甚难，久或绞痛、雷鸣，时时下痢者，悉主之，方：

茯苓七分 大黄 白术各一两半 芎䓖 桔梗各五分 前胡 干地黄 神曲各二两半 干姜 桂心各一两 人参 芍药 黄芩 菖蒲各三分

右一十四味，捣筛为末，炼蜜和丸如梧子，食后饮服十丸，日再。

大桂枝丸 主三焦受寒，寒在中焦，即满，噫气吞酸，或咽中不下，中冷，胃不可下食，食已或满不消，痛上抢心，结食拘痛，时时泄痢不食，温温如醉，方：

桂心 附子炮，去皮，各二两半 芍药七分 当归 蜀椒去目、闭口者，各一两半，汗 人参一两 干姜 前胡各二分 特生礜石一分，炼

右九味，捣筛为末，炼蜜和丸如梧子大，空腹饮服十丸，日二。

小桂枝丸 主胃中冷，虚满醋咽，妇人产后寒中，腹内雷鸣，吞醋，饮

食不消，方：

桂心二两半　干姜九分　蜀椒去目、闭口者，二两，汗　乌头去皮，七分，炮　附子一两半，炮，去皮　前胡五分　芎䓖　白薇各一两　防葵半两　吴茱萸一两半

右一十味，捣筛为末，炼蜜和丸如梧子，酒饮任性服三丸，日三。

大黄甘草丸　主久寒，胸胁支满，忧思伤损，奔气膈气，肠中虚冷，呼吸短气，不得饮食，痰气，肿聚辄转上下，眩冒厥绝，颜色恍惚，梦寤不定，赢瘦萎黄，经年不起，方：

大黄　甘草炙　桂心　桔梗各二两　白蔹　茯苓各半两　附子炮去皮　芎䓖　阿胶炙　泽泻　防风　薯蓣　石斛　芍药　干姜　紫菀　黄芩　蜀椒汗，去目、闭口者　白术各一两　当归　人参　苁蓉　干地黄　山茱萸　麦门冬去心，各一两半

右二十五味，捣筛为末，炼蜜和丸，空腹酒下如梧子大，十丸，日三，稍加至三十丸。

附子丸　主胸膈中寒温不和，心下宛宛痛，逆害饮食，气满嘘吸，干噫吞酸，胸背中冷，两胁急痛，腹中有冷水，抑抑作声，绕脐痛，头眩，满闷，身体赢瘦，方：

附子炮去皮　人参各二两　芎䓖半两　干姜二两半　礜石一两，炼　皂荚炙，去皮、子　半夏洗　桂心　矾石各五分，烧　吴茱萸　茯苓　黄芩各三分　当归　细辛　蜀椒汗，去目、闭口者　芍药各一两　麦门冬去心　甘草炙，各一两半

右一十八味，捣筛为末，炼蜜和丸如梧子，未食，酒服二丸，日三。

人参丸　主百病三虫，疝瘕成鱼鳖虾蟆，令人面目枯，无润泽，精寒劳瘦，方：

人参　龙胆　杏仁去皮尖及双仁，熬　礜石各二两，炼　曾青三分　黄石脂一两

右六味，捣筛为末，饧和为丸如梧子，饮服二丸，日三。亦可作散，服一刀圭，服药二日，白虫下，十日长虫下，有虫皆相随下，耐药者二十日乃下。

干姜丸　主胃中冷，不能食，或食已不消，方：

干姜十两　赤石脂六两

右二味，捣筛为末，炼蜜和丸如梧子，服十丸，日三，稍加至三十丸。服不限食前食后。

八等散 主消谷下气，神验，方：

白术 厚朴炙 人参 茯苓 吴茱萸 陈曲 麦蘖 芎劳各三两

右八味，捣筛为散，食后酒服方寸匕，日三。

治虚劳冷，饮食不消，劳倦，噫气胀满，忧恚不解，**人参散**方：

人参 茯苓 陈曲 厚朴炙 麦蘖 白术 吴茱萸各二两 槟榔八枚

右八味，捣筛为散，食后酒服方寸匕，日二服。

麻豆散 主脾气僻弱，不下食，服此以当食，方：

大麻子三升，熬香，末 大豆黄末，一升

右二味，和饮服一合，日四五，任性多少。

干姜散 主不食，心意冥然，不忆食，方：

干姜 干豉 神曲 蜀椒汗，去目、闭口者 大麦蘖

右五味，各一升，捣筛为散，食后酒服方寸匕，日三，以食为度。

论曰：凡人食生冷杂物，或寒时衣薄当风，食不消化，或夜食冷卧，心腹胀满烦急，或连日不瘥者，烧地令热，以席布上，厚覆取汗，便愈。其地沃水去大热，又坐卧于上一月日永瘥。凡食过饱，烦闷，但欲卧，腹胀，熬曲末令香，酒服一方寸匕，日五六服，大麦蘖益佳。

杂疗第八

方法一百二十首

铁屑，炒使极热，投酒中饮之，疗贼风痉。又裹以熨腋，疗胡臭，有验。

石灰，疗金疮、止血大效。若五月五日采繁蒌、葛叶、鹿活草、槲叶、芍药、地黄叶、苍耳、青蒿叶，合捣石灰为团，如鸡卵，曝干末，以疗疮生肌，大神验。

桑薪灰，疗黑子疣赘，用煮小豆，大下水肿。

青蒿灰，烧蒿作之，柃灰烧木叶作之，并堪蚀恶肉。东壁土，摩干、湿癣极有效。

茺蔚茎，捣敷疗肿，服汁使疗肿毒内消，又下子死腹中，主产后血胀

闷，诸毒肿丹油等肿，取汁如豆滴耳中，主聤耳，中虺蛇毒，敷之良。

莎草根，名香附子，大下气，除胸腹中热。

艾，主下血、衄血、脓血痢，水煮及丸散任用。

草蒿，生捼敷金疮，大止血，生肉，止疼痛，良。

羊桃，取根煮，以洗风痒及诸疮肿。

羊蹄，主赤白杂痢，又疗蛊毒。

蚤休，醋磨，疗痈肿蛇毒。

苎根，安胎，贴热丹毒肿；沤苎汁主消渴。

蓖麻，叶油涂炙热熨囟上，止衄尤验。

甘蕉根，捣汁服，主产后血胀闷，敷肿去热毒。

松花，名松黄，拂取酒服，轻身，疗病胜皮叶及脂。松取枝烧，其上下承取汁名渧，主牛马疮疥。柏枝节，煮以酿酒，主风痹历节。烧取渧，疗病疥及癞疮良。

牡荆，叶主久痢，霍乱转筋，血淋，下部疮湿蜃。薄脚，主脚气肿满；其根，水煮服，主心风、头风、肢体诸风，解肌发汗。

槐，八月断大枝，使生嫩蘖，煮汁酿酒，疗大风痿痹。

槐耳，主五痔，心痛，妇人阴中疮痛；枝炮熨，止蝎毒。

槟榔仁，主腹胀，生捣末服，利水谷道；敷疮生肌肉止痛；烧为灰主口吻白疮。

桑椹 主消渴；叶，水煎取浓汁，除脚气、水肿，利大、小肠。

鼠李木皮，主诸疮寒热毒痹；子，采取日干，九蒸，酒渍服二合，日再。能下血及碎肉，除疝瘕积冷气，大良。

杉材，水煮汁，浸捋脚气满；服之疗心腹胀痛，出恶气。

榉皮，煮汁，以疗水及断痢；取嫩叶捼贴火烂疮，有效。

荚蒾，煮枝汁，和作粥甚美，以饲小儿杀蛔虫；药子主破血止痢，消肿，除蛊痓蛇毒。

柳木枝及木中虫屑、枝皮，主痰热淋，可为吐汤，煮洗风肿痒，煮含主齿痛；木中虫屑可为浴汤，主风瘙痒瘾疹，大效。

梓白皮，主吐逆胃反，去三虫。小儿热疮，身头热烦，蚀疮，汤洗之并封敷；嫩叶主烂疮。

枳椇苗藤，切，以酒浸服，或以酿酒，去风冷瘕癖。

乱发灰，疗转胞，小便不通，赤白痢，哽噎，鼻衄，痈肿，狐尿刺，尸疰下肿，骨疽杂疮。

人乳，取首生男乳，疗目赤痛多泪，解独肝牛肉毒，合豉浓汁服之神效；又和雀屎去目赤努肉。

人屎，主诸毒，卒恶热黄，闷欲死者，新者最效，须与水和服之。其干者烧之烟绝，水渍饮汁，伤寒热毒，水渍饮弥善。破疔肿开，以新者封之，一日根烂。

尿，主卒血攻心，被打，内有瘀血，煎服一升；又主癥积满腹，诸药不瘥者服之，皆下血片块，二十日即出也；亦主久嗽上气失声。溺垽白，烧，研末，主紧唇疮；溺坑中竹木，主小儿齿不生，正旦刮涂之即生。

熊胆，疗时气热盛，变为黄疸，暑月久痢，疳䘌心痛注忤；脑，疗诸聋；血，疗小儿客忤；脂，长发令黑，悦泽人面。酒炼服之瘥风痹。

羊胆，疗疳湿时行，热熛疮疮，和醋服之良。

羊肺，疗渴，止小便数，并小豆叶煮食之。

羊肾，合脂为羹，疗劳利甚效，蒜薤食脂一升，疗癥瘕。

羊屎，煮汤下灌，疗大人小儿腹中诸疾，疳湿，大小便不通。烧之熏鼻主中恶，心腹刺痛；熏疮疗诸疮、中毒、痔瘘等，骨蒸弥良。

羊肝，疗肝风虚热，目赤暗无所见，生子。肝七枚神效，头疗风眩瘦疾，小儿惊痫；骨疗同血，主女人中风，血虚闷，产后血运闷欲绝者，生饮一升即活。

牛鼻中木卷，疗小儿痫；草卷烧之为屑，主小儿鼻下疮；耳中垢，主蛇伤恶虿毒；脐中毛，主小儿久不行；白牛悬蹄，主妇人崩中，漏下赤白；屎，主霍乱；屎中豆，主小儿痫，妇人产难。特牛茎，主妇人漏下赤白无子；乌牛胆，主明目；及甘湿，以酿槐子服之；脑，主消渴、风眩；齿，主小儿惊痫；尿，主消渴、黄疸、水肿、脚气、小便不通。

马毛，主儿惊痫；白马眼，主小儿魃，母带之；屎中粟，主金疮，小儿客忤，寒热不能食；绊绳，主小儿痫，并煮洗之。

狗骨灰，主下痢，生肌，敷马疮；乌狗血，主产难横生，血上抢心；下颌骨，主小儿诸痫；阴卵，主妇人十二疾，为灰服之；毛，主产难；白狗屎，主疔疮，水绞汁服，主诸毒不可入口者。

鹿头，主消渴；筋，主劳损，续绝；骨，主虚劳，可为酒，主风补虚；髓脂，主痈肿死肌，温中，四肢不遂，风头，通腠理；角，主猫鬼中恶，心腹疰痛；血，主狂犬伤，鼻衄折伤，阴痿补虚，止腰痛；齿，主留血气，鼠痿心腹痛。

虎屎，主恶疮；眼睛，主癫；屎中骨，为屑主火疮；牙，主丈夫阴疮及疽痿；鼻，主癫疾，小儿惊痫。

狸屎灰，主寒热，鬼疟，发无期度者极验。家狸亦好，一名猫也。

兔皮毛，合烧为灰，酒服，主产难后衣不出，及余血抢心欲死者；头皮，主鬼疰毒气，在皮中如针刺者，又主鼠痿；膏，主耳聋。

骆驼毛蹄甲，主妇人赤白带下，最善。

猪耳中垢，主蛇伤；猪脑，主风眩、脑鸣及冻疮；血，主奔豚，暴气中风，头眩，淋沥；乳汁，主小儿惊痫病；乳头，亦同五脏主小儿惊痫，发汗；十二月上亥日取肪脂，纳新瓦器中，埋亥地百日，主痈疽，名胝脂，一升著鸡子十四枚，更良。

獭四足皮，主手足肿瘃。

狐肉及肠，作臛食之，主疥疮久不瘥者；肠，主牛疫，烧灰和水灌之。

白鸡距及脑，主产难，烧灰酒服之；脑，主小儿惊痫。

鹅毛，主小儿惊痫极者，又烧灰主噎。

鸭肪，主水肿；血，主解诸毒；肉，主小儿惊痫；头，主水肿，通利小便。

雁喉下白毛，疗小儿痫，有效。

鹰屎灰，酒服方寸匕，主恶酒，勿使饮人知。

雀屎，以蜜和为丸，饮服主癥癖，久痼冷病，或和少干姜服之，大肥悦人。

胡燕卵，主水浮肿；肉，出痔虫；越燕屎，亦疗痔杀虫，去目翳。

蝙蝠屎灰，酒服方寸匕，主子死腹中；脑，主女子面疱，服之令人不忘也。

龟，取以酿酒，主大风缓急，四肢拘挛，或久瘫缓不收摄，皆瘥。

鲤鱼骨，主阴蚀，哽不出；血，主小儿丹肿及疮；皮，主丹瘾疹；脑，主诸痫；肠，主小儿肌疮。

蠡鱼肠及肝，主久败疮中虫；诸鱼灰，并主哽噎。

干鳝头，主消渴，食不消，去冷气，除痞疹；其穿鱼绳，主竹木屑入目不出；穿鲍鱼绳，亦主眵目，去刺，煮汁洗之。

露蜂房、乱发、蛇皮，三味合烧灰，酒服方寸匕，日二。主诸恶疽，附骨痈，根在脏腑，历节肿出，疔肿恶脉，诸毒皆瘥；又水煮露蜂房一服五合汁，下乳石热毒壅闷，服之小便中即下石末，大效。水煮洗狐尿刺疮。服之疗上气，赤白痢，尿失禁。

蝉壳，主小儿痫，女人生子不出；灰，服之主久痢。

蚱蝉，主小儿痫，绝不能言。

白僵蚕，末之，封疔肿，根当自出，极效。

鳖头，烧灰，主小儿诸疾，又主产后阴脱下坠，尸疰，心腹痛。

鳗鲡鱼膏，疗耳中有虫痛者。

虾蟆脑，主明目，疗青盲。

蛇屎，疗痔瘘，器中养取之；皮灰，疗疔肿恶疮、骨疽；蜕皮，主身痒，痀疥癣等。

蜘蛛，疗小儿大腹丁奚，三年不能行者，又主蛇毒、温疟、霍乱，止呕逆。

蚯蚓，盐沾为汁，疗耳聋；屎，封狂犬伤毒，出犬毛，神效。

蜣螂，捣为丸，塞下部，引痔虫出尽永瘥。

蚬壳，陈久者，疗反胃及失精。

田中螺壳，疗尸疰，心腹痛；又主失精，水渍饮汁止渴。

枣叶，揩热痱疮，良。

藕，主热渴，散血生肌，久服令人心欢。

栗，嚼生者涂疮上，疗筋骨断碎，疼痛肿瘀血；其皮名扶，捣为散，蜜和，涂肉令急缩；毛壳，疗火丹毒肿；实，饲孩儿令齿不生；木白皮水煮汁，主溪毒。

樱桃叶，捣敷蛇毒，绞取汁服，防蛇毒内攻。

梅根，疗风痹，出土者杀人；梅实，利筋脉，去痹。

枇杷叶，主咳逆，不下食。

火柿，主杀毒，疗金疮火疮，生肉止痛；软柿熟柿，解酒热毒，止口干，压胸间热。

乌芋，一名茨菰，主百毒，产后血闷，攻心欲死，产难，衣不出，捣汁服一升。

桃胶，主下石淋，破血中恶疰忤；花，主下恶气，消肿满，利大小肠。

梨，削贴汤火疮不烂，止痛，易瘥；又主热嗽止渴；叶，主霍乱，吐痢不止，煮汁服之。

赤苋，主赤痢，又主射工沙虱；马苋，一名马齿草，主诸肿瘘、疣目，捣揩之；饮汁，主反胃诸淋，金疮血流，破血癥癖，小儿尤良；用汁洗紧唇面疱、马汗、射工毒，涂之瘥。

蔓菁子，疗黄疸，利小便，水煮五升，取浓汁服，主癥瘕积聚；少饮汁，主霍乱心腹胀；末服，主目暗。

白芥子，主射工及疰气，发无常处，丸服之，或捣为末，醋和涂之，随手有验。

苜蓿茎叶：平；根：寒。主热病，烦满，目黄赤，小便黄，酒疸。捣取汁服一升，令吐利即愈。

水蓼，主被蛇伤，捣敷之，绞取汁服，止蛇毒入腹心闷者，又水煮渍脚捋之，消脚气肿。

胡葱，主诸恶𧏾狐尿刺毒，山溪中沙虱、射工等毒，煮汁浸或捣敷大效。

白蘘荷根，主诸恶疮，杀蛊毒；根心，主稻麦芒入目中不出者，以汁注目中即出。

鸡苏，主吐血、衄血，下气，消谷，大效。

苦瓠瓢，主水肿石淋，吐，呀嗽囊结痤蛊痰饮。或服之过分，令人吐利不止，宜以黍穰灰汁解之。又煮汁渍阴疗小便不通。

胡麻，生嚼涂小儿头疮，及浸淫恶疮，大效。

小豆叶名藿，止小便数，去烦热。

大麦面，平胃止渴，消食疗胀。

小麦曲，止痢平胃，主小儿痫，消食痔。又有女曲、黄蒸。女曲，完小麦为之，一名𩝋子；黄蒸，磨小麦为之，一名黄衣。并消食止泄痢，下胎破冷血。

粟米泔汁，主霍乱，卒热心烦，渴饮数升立瘥；臭泔，止消渴良。

米麦麨，主寒中，除热渴，解烦，消石气，蒸米麦熬磨作之。一名糗也。

白英，鬼目草也，蔓生，叶似王瓜，小长而五丫，实圆若龙葵子，生青熟紫黑，煮汁饮解劳。地肤子捣绞取汁，主赤白痢，洗眼去热暗，雀盲涩痛。其苗灰主痢亦善。

防风，又头者令人发狂，又尾者发痼疾，子似胡荽子而大，调食用之香，而疗风更佳。

石龙刍，主疗蛔虫及不消食。

络石，生阴湿处，蔓延绕木石侧，冬夏常青，十一月子黑而圆，名石龙藤，疗产后血结。又主蝮蛇疮，绞汁洗之，服汁亦去蛇毒心闷。金疮封之立瘥。

千岁蘽，茎大如碗，汁味甘；子味甘酸，苗似葡萄。其茎，主哕逆大善，伤寒后呕哕更良。

天名精，鹿活草也。主破血生肌，止渴利小便，杀三虫，除诸毒、疗疮、瘘痔、金疮内射，身痒瘾疹不止者，揩之立已。

葛根，末主狂犬伤人，并饮其汁，蔓烧灰，水服方寸匕，止喉痹。

苦参，十月采子，服如槐子法，久服轻身不老，明目有效。

苍耳，三月以后，七月以前刈取，日干为散，夏月水服，冬酒服。主大风癫痫，头风湿痹，毒在骨髓。日二服，丸服二三十丸；散服一二匕，服满百日，病当出，如病疥，或痒，汁出，或斑驳甲错，皮起后乃皮落，肌如凝脂，令人省睡，除诸毒螫，杀疥湿蜃，久服益气，耳目聪明，轻身强志，主腰膝中风毒尤良，亦主猘狗毒。

菅花，主衄血吐血灸疮。

王荪，主金疮，破血，生肌肉，止痛、赤白痢，补虚益气，除脚气。

爵床，疗血胀下气，又主杖疮，汁涂立瘥。

蜀羊泉，俗名漆姑，叶主小儿惊。

恶实根，主牙齿疼痛，劳疟，脚缓弱，风毒痈疽，咳嗽伤肺，肺痈，疝瘕积血；又主诸风瘾疹冷气；子吞一枚，出痈疽头。

榆仁酱，利大小便；芜荑酱，杀三虫。

凡山中石上草中，多有蛭，食人血入肉中，浸淫起方：

用灸断其道，即瘥。

又方：

常以腊月猪脂和盐，涂脚及足指间、足趺上并鞋上，则不著人。

用术法：

姜黄，生蜀中者真，土蕃诈中国人，云疗万病。一个一段价，买之不可得。后人知是姜黄，更不敢将入来。凡姜黄不得嚼，嚼之损齿；疗一切肿，初觉，刮取末，和水涂之数度瘥；难产，刮取一个作末，和水服之即生，酒亦得；产后腹中不净，刮取末水和服之愈。马胞转，剖取末，筒吹半大豆许耳鼻中，即通。此药末满月孕妇勿令见，好落娠，慎之。

贮姜黄法：

以袋盛置白米、大小麦中，袋中著少许米，悬干燥处，勿令鸡犬女人见之。

造麋鹿二角胶法：

二月九月为上时，取新角连台骨者上，细剉，大盆中浸一宿，即淘汰使极净，待澄，去下恶浊汁，取上清水，还浸一宿，又淘汰如前，澄去下恶浊，取汁浸三宿，澄取清水并所渍骨角微微火煮，大率角屑一石，水三石，去角澄取清汁煎水尽至五升许，出贮铜器中，汤上煎之三日三夜如糖，出置盘上待凝，以竹刀割为薄片，于净布上曝干成也，其煮角者更细剉之，加水一倍，煮成至三四升，纳铜器中重汤煎如前法。

服法：

炙胶使极黄沸，捣筛为散，每胶一斤，末，以大附子二两炮。又一法取惟大者，去皮细切，炙令黄，胜炮，且空腹酒服方寸匕，日再，稍稍加至二匕，不可过二匕。补五脏六腑，虚羸瘦极，陈者为上。

杀乌头三建法：

乌头，二月采，天雄、附子、侧子，并八月采，春宜早，秋宜晚，采得净去须毛，其茎留二分，先以大木桶纳醋泔三斛，酒糟七升搅之，经三日后用次法，一如次第，遂至法毕。

右以粟米一升，净淘捣作粉，以乌头安桶中厚三寸，布令平，即掺米粉令遍，复加乌头如前法，又加米粉如次第，遂至满桶，去口三寸即止，然后取糟汁去桶中一畔下，又没乌头二寸，以物盖之，九月即八九日，若十月即经十日，候桶中汁上头衣作紫色遍，即出乌头以刀刮截看里许，白黄脉断即熟，但看衣紫色即熟，不须致疑，即取白茅曝一日得蔫即得，不得太干，于厂屋底干地上布茅厚五寸，漉出乌头令干，以布茅上，勿令相重，其上令布茅厚五寸，四边闭塞，以茅令密，经再宿三日从一边却茅看之，若衣匀斑斑然即好，若著白斑，又更覆一宿，以衣足为限，即徐徐去上茅，更经一宿，安徐取于厂下，薄上布，勿令相重，经二十一日后捻出，日中曝之，三日即成也。

又法：

乌头四月收 天雄 附子 侧子八月收

右，先煎水作生熟汤，治附子如前方法，内著汤中，密封勿泄，经半日出取白灰裹，数易灰使干，日曝之，其米粥及糟曲等法，并不及此法。

服盐药法：无药州土，则须服之，大益。

成州盐官第一，次绵州封井，次盐州富因井，次益州贵平井。

上四井盐，可服之。

右法服，先以大豆许盐置口中，勿咽之，须臾津液满口，令近齿以方寸匕盐纳口中，和津液一时咽之，日一服。

凡疟，新患者，一服得快利即愈；百日以上者，五服瘥；若一月服之，终身不发。

诸下痢，初患，一两服即瘥；赤白久痢经年者，一七二七服瘥。

诸心腹痛，癥结宿澼，积聚吐逆，食不化者，一年以上二三十年，不过三月服之，其痢及诸病皆愈，初服时痢益极者，勿怪之也。

诸气满喘逆，不能食者，一服即散，日服之则根本皆除。

天气热疾，头痛目眩，四肢烦热者，一服得吐利瘥。

诸头面皮肤百节皆风，一月服之瘥，若初服十日内，眉间益闷，勿怪。

诸痰饮咳逆，不能食息者，一服瘥。

诸虚劳伤损，骨节疼痛，起止失声者，二七日服之，少气乏力，面无颜色，十日服之，能三十日服，佳也。常以平旦空腹服之，率以三匕为节。须得吐利者，须一度多服三匕以上，令人大吐利，终不伤人。若觉烦热，数数饮冷水；若至他方异域，不服水土，到即服之得一升，百事不惧。盐能补虚，去冷热，若有宿食不消，变成霍乱，一服即瘥。

千金翼方卷第二十

备急第一

方二十七首 论一首

阿魏药主一切尸疰、恶气。疗人有亲近死尸，恶气入腹，终身不愈，遂至死亡，医所不疗。亦主一切疰，神效，方：

阿魏药三两，碎之如麻子大

右一味，以馄饨面裹半两，熟煮吞之，日三服之，服满二七日永瘥。忌五辛、油、面、生冷、醋、滑。以酒服之即瘥。

玉壶丸 主万病皆用之：

雄黄二两 八角附子二两，炮 藜芦二两 丹砂二两 礜石二两，烧 巴豆仁二两，去皮

右六味，以王相日，童子斋戒，天晴明时合，先捣巴豆三千杵，次纳礜石又三千杵，次纳藜芦又三千杵，次纳雄黄又三千杵，次纳丹砂又三千杵，次纳附子又三千杵，次纳白蜜又三千杵，讫。更治万杵，佳。无丹砂用真朱四两代之，每纳药即下少蜜，恐药飞扬，盛密器中封之，勿泄气，安清净处，大人丸如小豆许，服药下。病者宿勿食，旦服二丸，不知者，暖粥饮发之，在膈上者吐，膈下者利，或但噫气而已，即愈。一切万病量之不过一丸二丸，莫不悉愈。必以王相天晴明日合之，大有神验。若非此日合之，极不中用，徒事苦耳。

仓公散 主万病，方：

矾石烧 皂荚炙，去皮子 雄黄研 藜芦熬

右四味，等分为散，主卒鬼打、鬼排、鬼刺心腹痛，吐下血便，死不知人，及卧魇啮脚踵不觉者。诸恶毒气病，取药如大豆，纳竹管中，吹鼻得嚏，则气通便活，未嚏更吹之，以嚏为度。

备急丸 主暴病胀满，方：

大黄　干姜　巴豆去皮心，熬

右三味，等分，先捣大黄、干姜下筛，研巴豆如脂，纳散中合捣一千杵，即用之。蜜和为丸亦佳，密器贮之勿令歇，主心腹暴病，若中恶客忤，心腹胀满刺痛，口噤气急，停尸卒死者，以水若酒服大豆许三四枚，捧头起令得下喉，须臾不瘥，更服三枚，腹中转鸣得吐利，即瘥。

千金丸　主百鬼病，风注，梦与鬼神交通，邪病腹胀，恶肿气卒中忤，方：

礜石二两，烧　附子二两，炮，去皮　雄黄二两　真珠二两　巴豆仁二两　藜芦二两　蜈蚣二枚，炙　麝香半两　犀角三分

右九味，捣三千杵，每一服二丸如小豆，不知，至三丸，五更一点服，至日中解，解乃食白米粥，忌热食、酒、肉、五辛，一切皆忌之。

真珠附著散　主诸风鬼注，毒气猫鬼所著，方：

真珠　雄黄　丹砂各半两　干姜一两　蜈蚣一枚，炙　桂心一两　天雄半两，炮　莽草半两　细辛一两　蜀椒半两。汗，去目、闭口者

右一十味为散，酒服方寸匕，日再。

大附著散　主一切蛊尸鬼注，风痹，百处痛如针刀刺痛，呕逆澼饮，五劳七伤万病，方：

附子七分，炮，去皮　乌头七分，炮，去皮　蜈蚣二枚，炙　芫菁八分　雄黄七分　朱砂七分　干姜七分　细辛七分　蜥蜴二枚　人参七分　莽草七分　鬼臼七分

右一十二味，捣散，酒服半钱匕，日再。

太一神明陷冰丸　主诸病，破积聚，心下胀满，寒热鬼疰，长病咳逆唾噫，辟除众恶，杀鬼逐邪气，鬼击客忤，中恶，胸中结气，咽中闭塞，有进有退，绕脐绞痛，恻侧随上下，按之挑手，心中愠愠如有虫状，毒疰相染灭门，方：

雄黄二两　芫菁五枚　桂心二两　真珠一两半　麝香一两　附子一两半，炮去皮　乌头八枚，炮去皮　犀角一两　鬼臼一两　巴豆仁一分　蜈蚣一枚，炙　人参一两　杏仁三十枚，去尖、皮、两仁，熬　射罔一两　丹砂二两　蜥蜴一枚　斑蝥七枚，去翅足，熬　当归二两　藜芦一两　大黄二两　礜石二两，烧　樗鸡七枚　地胆七枚　牛黄一两

右二十四味，捣末，蜜为丸，捣三万杵，丸如小豆，先食，服二丸，

日再服，不知，稍稍加。以药二丸著门上，令众恶不近，伤寒服之无不即愈；若至病家及视病人，夜行独宿，服二丸，众邪不近。亦可佩之。

蜥蜴丸 主癥坚水肿，蜚尸、遁尸、寒尸、丧尸、尸注，骨血相注，恶气鬼忤，蛊毒邪气，往来梦寤存亡，流饮结积，虎狼所啮，猘犬所咬，鸩毒入人五脏，服药杀其毒，即消。妇人邪鬼忤之，亦能遣之，方：

蜥蜴二枚 蜈蚣二枚，炙 地胆五十枚 蟅虫三十枚，熬 杏仁三十枚，去尖、皮、双仁 蜣螂十四枚，炙 虻虫三十枚，去翅足，熬 朴硝七分 泽泻半两 芍药五分 虎骨一两半，炙 甘草一两，炙 桃奴半两 犀角半两 巴豆仁七分 鬼督邮半两 赤桑鸡半两 干姜一两 款冬花三分 甘遂五分

右二十味，治巴豆、杏仁如膏，纳药末，研调下蜜捣二万杵，丸如麻子，未食，服三丸，日一，不下加之。不取吐下者一丸，日一。有人风冷注癥坚二十年，亦得愈。

金牙散 主鬼注风邪，鬼语尸注，或在腰脊胸胁，流无常处，不喜见人，意志不定，面目脱色，目赤鼻张，唇干甲黄等并治之，方：

蜈蚣一枚，炙 人参一两 蜣螂七枚，炙 雄黄一分 徐长卿十四枚 蜥蜴一枚 桔梗三分 铁精三分 桂心一两 鬼臼半两 金牙一分，烧 野葛一分 附子一枚，炮，去皮 毒公三枚 芎䓖半两 石长生半两 椒目半两 大黄一分 甘草一分，炙 芫菁十四枚 鬼督邮半两 蜂房一分，熬 曾青一分 真珠一分 蛇脱皮一分，熬 丹砂一分 乌头半两，炮，去皮 狼毒半两 斑蝥四枚，熬 石膏五分 藺茹一分 芫荑半两 鬼箭半两 藜芦半两 狸骨一分 雷丸半两 狼牙一两 干漆一分，熬 亭长 贝母各一分 凝水石五分 牛黄一两 胡燕屎一两 鳖甲半两，炙 滑石半两

右四十五味，为散，酒服一刀圭，日再，稍加，如有虫皆随大小便出矣。

大金牙散 主南方百毒，瘴气疫毒，脚弱肿痛，湿痹风邪鬼疰，方：

金牙烧 雄黄 丹砂 龙胆 防风 玉支 大黄 曾青 茯苓 桂心 松脂 干姜 乌头炮，去皮 斑蝥去翅足，熬 亭长 细辛 硝石 野葛 大戟 商陆 蛇脱熬 芫菁 鹳骨 芫花 附子炮，去皮 寒水石 人参 贯众 龙骨 蜀椒汗，去目、闭口者 露蜂房熬 巴豆去皮心 蜥蜴 蜈蚣炙 礜石烧 天雄 狸骨炙 石胆 莽草

右三十九味，各等分为散，以绛囊佩带之，男左女右，未食以浆水或

酒随意服一刀圭，以知为度。

小金牙散 主南方瘴气疫毒，脚弱，风邪鬼注，方：

金牙五分，烧 女萎三分 莽草三分 干姜 桂心 天雄炮，去皮 细辛 萆解各三分 犀角屑 乌头炮去皮 麝香 虎杖 黄芩 雄黄 朱砂 蜀椒半两，汗，去目、闭口者 黄连一两 牛黄一分 蜈蚣一枚七寸者，炙

右一十九味为散，讫，纳牛黄、麝香更捣三千杵，温酒服一钱匕，日三夜二，以知为度。带之辟不祥，吊丧问病皆塞鼻良。一方用由跋，无虎杖。

又大金牙散 方所主与前方同，传尸骨蒸病家合，佳。

金牙二两，烧 大黄一两 鳖甲一两，炙 栀子仁一两 鬼督邮一两 鼍甲一两，炙，一作龟甲 桃白皮一两 铜镜鼻一两 干漆一两，熬 桂心半两 芍药半两 射干半两 升麻半两 徐长卿三分 鸢尾半两 由跋三分 蜂房半两，熬 细辛半两 干姜半两 芒硝半两 莽草半两 龙胆 狼牙 雄黄 真珠各三分 白术一两半 射罔一分 羚羊角半两，屑 马目毒公半两 犀角半两，屑 甘草半两，炙 狼毒半两 蜣螂七枚，炙 地胆七枚 樗鸡七枚 芜菁七枚 雷丸七分 龙牙一两半 杏仁一两半，去尖、皮、双仁，熬 巴豆十四枚，去皮心 桃奴十四枚 铁精一合 赤小豆一合 乌梅七枚 胡燕屎一两半 鹳骨二两 石膏二两 蛇脱一尺，熬 斑蝥七分 活草子一两半

右五十味为散，酒服一刀圭，加至两刀圭，日三夜一，以知为度。绛囊盛带之，男左女右，一方寸匕，省病问孝，夜行途中，晨昏雾露亦如此，密封勿泄气。清斋七日，合之一一如法，童子沐浴，寂静无人处合，勿令人知之，买药勿争价。

太一神明丸 主腹中癥瘕，积聚支满，寒热鬼疰，长病咳逆吐血，杀鬼邪气，蛊注，胸中结气，咽中如有物，宿食久寒，方：

雄黄四两 真珠二两 丹砂二两 藜芦一两半 附子一两半，去皮，炮 斑蝥二十枚，熬 杏仁八十枚，去尖、皮、双仁，熬 地胆二七枚 矾石一两烧 赤足蜈蚣二枚，炙 巴豆七十枚，去皮心 鬼臼三两 特生礜石五两，烧

右一十三味，下筛㕮咀，礜石令如麦大，桑白皮如钱大十四枚，令于铁器中熬桑白皮焦黑止，捣二千杵，纳丹砂、雄黄诸药，合捣四千杵，白蜜和为丸，服如小豆大。纵不知病进退，绕脐相逐上下不定，按之挑手，心中愠愠，如有虫者，病走皮中，相次即取一丸摩病上，急按手下皮青，

不青当白黑，若有赤，病死皮中也。右为蜂蛇所中，中恶服一丸，一丸著疮中，若不知，更加至三丸；卒得飞尸，腹中切痛，服三丸，破一九敷疮上即愈；夜梦寤惊恐，问病临丧，服一丸，渍一丸涂之，止恶邪气不敢近人；卒中鬼魅，狂言妄语，一丸涂其脉上，一丸涂人中即愈；鬼魅逐人，以一丸涂门户上，鬼不敢前；蛊毒病一宿勿食，明旦服一丸，不知增至二丸至三丸，以知为度；癥结宿物勿食，服四丸，但欲癥消，服一丸，日三，病下如鸡子白，或下蛇虫，下后以肥肉精作羹补之；狐鸣，以一丸向掷之，狐即于其处死，神秘不妄传。

桔梗丸 主诸注万病，毒注、鬼注、食注、冷注、痰饮，宿食不消，并酒澼，方：

藜芦二两，熬 皂荚二两，炙，去皮子 巴豆仁二两，熬 桔梗二两 附子二两，炮，去皮

右五味，末之，蜜和捣万杵，欲服，宿勿食，旦服两丸如梧子，仰卧勿眠，至食时，若膈上吐，膈下利，去恶物如蝌蚪虾蟆子，或长一尺二尺，下后大虚，作羹补之，三四日将养病，不尽更服如初。

十疰丸 主十种注，气注、劳注、鬼注、冷注、生人注、死注、尸注、水注、食注、土注等，方：

雄黄一两 人参一两 甘草一两，炙 藁本一两 巴豆一两，去皮心，熬 桔梗一两 附子一两，炮，去皮 皂荚一两，炙，去皮子 蜀椒一两，汗 麦门冬一两，去心

右一十味，末之，蜜和，空腹服一丸如小豆大，日二，稍加，以知为度，极效。

大麝香丸 主鬼注、飞尸万病，方：

生麝香半两 牛黄半两 蜈蚣一枚，炙 丹砂半两 雄黄一两 巴豆仁五十枚，去心，熬 杏仁五十枚，去尖、皮、双仁，熬 桂心半两 地胆七枚 芫菁七枚 亭长七枚 蜥蜴一枚 獭肝半两，炙 大黄半两 犀角半两，屑 礜石半两，烧 细辛半两 藜芦半两 斑蝥七枚，去翅足，熬 鬼臼 矾石烧 附子炮，去皮 真珠各半两

右二十三味，捣为末，蜜和捣三千杵，饮服如小豆一九，日二，蛇蜂蝎所中，以摩之，愈。一方地胆作蚺蛇胆无。

蜈蚣汤 主恶注邪气，往来心痛彻胸背，或走入皮肤，移动不定，苦

热，四肢烦疼，赢乏短气，方：

蜈蚣一枚，炙 牛黄一分 大黄三分 丹砂三分 细辛一两 鬼臼一两 黄芩半两 当归一两 桂心一两 人参三分 麝香一分 附子一两，炮，去皮 干姜一两

右一十三味，㕮咀，以水一斗煮十一味，取三升，去滓，下牛黄、麝香末，搅令均，分三服。

鹳骨丸 主遁尸、飞尸、积聚，胁下痛连背，走无常处，或在脏，或在腹中，或奄然而痛，方：

鹳胫骨三分 雄黄一两 藜芦半两 野葛半两 莽草一两 芫菁十四枚 斑蝥十四枚，熬 巴豆四十枚，去皮心，熬 丹砂二分 牡蛎一两，熬 桂心半两 蜈蚣一枚，炙

右一十二味，捣筛蜜丸，服如小豆大二丸一方丹砂作丹参。

江南度世丸 主万病，癥坚积聚，伏尸长病寒热，注气流行皮中，久病著床，肌肉枯尽，四肢烦热，呕逆不食，伤寒时气，恶注忤，口噤不开心痛，方：

麝香一两 细辛二两 大黄一两 甘草二两，炙 蜀椒三两，汗，去目、闭口者 紫菀一两半 人参二两 干姜一两 茯苓二两 附子一两半，炮，去皮 真珠一两 丹砂一两 乌头半两，炮，去皮 野葛一两 牛黄半两 桂心一两 蜈蚣二枚，炙 雄黄一两 鬼臼一两 巴豆六十枚，去皮心，熬

右二十味，捣末蜜丸，饮服如小豆大二丸，稍加至四丸，日二。加獭肝一两，大良。

大度世丸 主万病与前同，方：

牛黄一两 大黄一两 雄黄一两 细辛一两 附子一两，炮，去皮 真珠一两 甘草一两，炙 人参一两 射罔一两 丹砂一两 鬼臼一两 莽草一两 鬼箭二两 桂心二两 蜀椒一两，汗，去目、闭口者 紫菀二两 巴豆仁八十枚，去心，熬 干姜二两 野葛一尺 蜥蜴一枚 蜈蚣一枚，炙 地胆十五枚 芫菁二十枚 樗鸡三十枚 茯苓一两 麝香二两

右二十六味，捣末蜜丸，饮服二丸如小豆，日二丸，先食，后服之。

细辛散 主风入五脏，闷绝，常自燥痛，或风注入身，冷注、鬼注、飞尸、恶气肿起，或左或右，或前或后，或内或外，针灸流移，无有常处，

惊悸腹胀，气满，又心头痛，或恍惚悲惧，不能饮食，或进或退，阴下湿痒，或大便有血，小便赤黄，房中劳极，方：

附子二分，炮，去皮 秦艽三分 人参三分 牡蛎三分，熬 蜀椒三分，汗，去目、闭口者 干姜五分 桂心五分 茯苓一两 桔梗一两 防风一两半 白术一两 当归一两 独活一两 柴胡五分 黄芩三分 乌头半两，炮，去皮 甘草三分，炙 麻黄三分，去节 芎劳三分 石南半两 莽草半两 牛膝半两 天雄半两，炮，去皮 栝蒌半两 杜仲半两，炙 细辛二分

右二十六味，捣筛为散，仍别秤之合和也，旦以清酒服五分匕，讫，如行十里势欲歇，更饮酒五合，佳。

芥子薄 主遁尸、飞尸。又主暴风毒肿，流入四肢，头面诸风，方：

芥子一升，蒸熟

右一味，捣下筛，以黄丹二两搅之，分作两处，疏布袋盛之，更蒸使热，以薄痛处，当更迭蒸袋，常使热薄之，如此三五度即定。

太一备急散 主卒中恶，客忤，五尸入腹，鬼刺，鬼排，及中蛊毒注，吐血下血；及心腹卒痛，腹满寒热，毒病六七日，方：

雄黄二两 丹砂一两 桂心一分 藜芦七铢 附子五分，炮，去皮 蜀椒半两，汗，去目、闭口者 野葛二十一铢 芫花十铢 巴豆仁三十五个，去心，熬

右九味，惟巴豆别治如脂，余下筛，以巴豆合和更捣之，令和调，瓷器中贮之，密封勿泄气，有急疾，水服钱五匕，可加至半钱匕。老小半之。病在头当鼻衄，在膈上吐，在膈下利，在四肢当汗出。此所谓如汤沃雪，手下皆验，秘之千金，非贤勿传也。

治暴心痛，面无色，欲死方：

以布裹盐如弹子，烧令赤，置酒中消，服之即愈。

还魂汤 主卒忤、鬼击、飞尸，诸奄忽气无复觉，或已死口噤，拗口不开，去齿下汤，汤入口活。不下者，分病人发左右捉踏肩，引之药下，复增，取尽一升，须臾立苏，方：

麻黄四两，去节 桂心二两 甘草一两，炙 杏仁七十枚，去尖、皮、双仁

右四味，㕮咀，以水八升煮取三升，分三服。

治卒中鬼击，及刀兵所伤，血漏腹中不出，烦满欲绝，方：

雄黄粉以酒服一刀圭，日三，血化为水。

论曰：凡诸大备急丸散等药，合和时日，天晴明，四时王相日合之，又须清斋，不得污秽，于清净处，不令一切杂人、猫、犬、六畜及诸不完具人、女人等见，则药无灵验，不可具言。若不能如法，则必不须合之，徒弃财力，用之与朽木不殊。余以武德中合玉壶丸，时值天阴，其药成讫，后卒不中用，终弃之。此等多是上古仙圣，悯苦厄人，遂造此方以救之，皆云买药不可争价，当知其深意云尔。

蛊毒第二

论一首 方七首 灸法一首

论曰：亦有以蛊涎合作蛊药，著食饮中与人者，惟此一种令人积年乃死。

治人中蛊，人有行蛊毒以病人者，若服药知蛊主姓名，当使呼唤将去，方：

凡中蛊之状，令人心腹切痛，如物啮，或吐血下血，不急治食人五脏尽则死。验之法，唾至水中沉者是也，取败鼓皮烧作末，水服方寸匕，须臾自呼蛊主姓名，可语令知，则愈矣。

治人有中蛊毒，腹内坚如石，面目青黄，小便淋沥，变状无常，方：

牡羊皮方广五寸 犀角一两，屑 芍药一两 黄连一两 栀子七枚，擘 蘘荷四两半 牡丹皮一两

右七味，㕮咀，以水五升，煮取一升半，分三服。

治蛊毒方：

檞木北阴白皮一大握，长五寸，以水三升煮取一升，空腹服之，即吐出。

又方：

烧猬皮灰，以水服方寸匕，瘥。

又方：

槲木北阴白皮 桃根皮各五两 猬皮灰 乱发灰各方寸匕 生麻子汁五升

右五味，先以水浓煮槲皮、桃根，取汁一升，和麻子汁著灰等一方寸匕，令病人少食讫，服一大升，行百步，须臾著盆吐出水中，以鸡翎搅吐水盆中，当有如牛涎犊胎及诸蛊形并出，即愈。

治猫鬼方：

烧腊月死猫儿头作灰末，以井华水服一钱匕，日一，立瘥，大验。

治猫鬼方：

相思子一枚 巴豆一枚，去皮 蓖麻子一枚 朱砂半两 峭粉三分

右五味，捣作末，以蜜蜡和为丸，带之即不着人。先著者，酒服麻子大一枚，良。

又方：

多灸所痛处千壮，自然走去，甚妙。

药毒第三

方一十二首

野葛毒方：

鸡子一枚打破，并吞之，须臾吐野葛。

又方：

煮甘草汁冷饮之。

又方：

服鸡屎汁。

解诸药毒鸡肠散方：

鸡肠草三分 荠苨 升麻各一两 蓝子一合 垩土一分 芍药 当归 甘草各二分，炙

右八味，捣筛为散，水服方寸匕，多饮水为佳，若蜂蛇等众毒虫所螫，以针刺螫上血出，著药如小豆许于疮中，令湿，瘥。药箭所中，削竹如钗股长一尺五寸，以绵缠绕，水沾令湿，取药纳疮中，趁疮深浅令至底止，有好血出，即休也。若服药有毒，水服方寸匕，毒解病愈。

野葛毒口噤方：

取青竹去两节注脐上，纳冷水注中，暖即易之，须臾口开，开即服药，立活，忌酒，数易水。

解一切诸毒方：

甘草炙，三两　梁米粉一合　蜜半两

右一味，以水五升煮取二升，纳粉一合更煎，又纳蜜半两，服七合，须臾更服之。

钩吻众毒困欲死，面青口噤，逆冷身痹，方：

荠苨八两

右一味，以水六升，煮取三升，冷如人肌，服五合，日三服，夜二服。

又方：

煮桂汁饮之。

又方：

煮蓝汁饮之。

凡六畜五脏著草自动摇，得诸醋盐不变色，及堕地不污，又与犬不食者，皆有毒，杀人。

凡食饮有毒者，浇地地坟起者，杀人。

凡肉汁在器中盖密，气不泄者，皆杀人。

凡脯肉、熟肉皆不用深藏，密不泄气，杀人。

若中此毒者，皆大粪灰水服方寸匕，良。

治恶毒药方：

狗舌草一把，去两头

右一味，以水五升，铜器中煮取汁，搜面作粥食之。

药毒不止解烦方：

甘草二两　梁米粉一升　蜜四两

右三味，以水三升煮甘草，取二升，去滓，歇大热，纳粉汤中搅令调，纳白蜜煎令熟如薄粥，适寒温，饮一升。

从高堕下第四

方一十一首

胶艾汤 主男子绝伤，或从高堕下，伤损五脏，微者唾血，甚者吐血及金疮，伤经内绝者，方：

阿胶炙 艾叶熬 芍药 干地黄各三两 当归 干姜 芎劳 甘草炙，各二两

右八味，㕮咀，以水八升，煮取三升，去滓，纳胶令烊，分再服。羸人三服，此汤正主妇人产后及崩中、伤下血，多虚喘欲死，腹痛、下血不止者，服之良。《千金》一方只四味。

坠马及树，崩血，腹满短气，方：

大豆五升

右一味，以水一斗，煮取二升半，一服令尽，剧者不过三作之《千金》云治人坠落车马，心腹积血，唾吐血无数。

治落马堕车及诸跐折臂脚痛不止，方：

芎劳一两半，熬 泽兰一分 蜀椒去目及闭口者，汗 当归 桂心 附子炮，去皮，各半两 甘草三两，炙

右七味，微熬令香，捣筛为散，酒服方寸匕，日三。凡是伤至骨皆服之，十日愈。小儿伤损亦同。

又方：

黄耆 芍药各三两 蜀椒一合，去目及闭口者，汗 乌头半两，去皮，炮 大黄一两 当归 附子炮，去皮 干姜 桂心 续断 干地黄 通草各二两

右一十二味，捣筛为散，先食讫，温酒服一方寸匕，日三。

生地黄汤 因损小便血出，方：

生地黄八两 柏叶一把 黄芩 阿胶炙 甘草炙，各一两

右五味，㕮咀，以水七升，煮取三升，去滓，纳胶取二升五合，分三服。

治瘀血，腹中奥瘀不出，满痛短气，大小便不通方：

荆芥半两 大黄 芎劳各三两 蟅虫三十枚，熬 桂心 当归 甘草炙，各二两 蒲

黄五两 桃仁四十枚，去皮尖及双仁者

右九味，咬咀，以水一斗，煮取三升，分三服。

治折跬瘀血**蒲黄散**方：

蒲黄一升 当归二两

右二味，捣筛为散，酒服方寸匕，日三，先食讫，服之。

又方：

虻虫去足翅，熬 牡丹皮等分

右二味，捣筛为散，酒服方寸匕，血化为水。

又方：

菴䕡草汁服之，亦可散服之，日三。

又方：

大麻根若叶

右一味，捣取汁数升，饮之即下气通，苏息。无青者，干者煮汁亦得。《千金》云：治跬折骨痛不可忍，并主瘀血，心腹胀满，短气。

又方：

茅根切捣绞取汁，温和酒服一升，日三，良。

金疮第五

方六十二首

金疮止血散，方：

钓樟根三两 当归 芎藭 干地黄 续断各一两 鹿茸半两，炙 龙骨二两

右七味，捣筛为散以敷，血即止，酒服一钱匕，日五夜三。

治金疮箭在肉中不出，方：

白蔹 半夏洗去滑，各三两

右二味，捣筛为散，水服方寸匕，日三，浅者十日出，深者二十日出，终不住肉中，效。

金疮肠出令入，方：

磁石烧 滑石各三两

右二味，捣细筛为散，白饮服方寸匕，日五夜二，三日当入。

治刀斧所伤及冷疮、牛领、马鞍疮，方：

续断 松脂各一两 鹿角 牛骨腐者 乱发烧，各二两

右五味，捣筛细为散，以猪脂半斤并松脂合煎令和，下铠于地，纳药搅令冷凝用之，疮有汁，散敷之。

金疮烦闷，方：

白芷 芎䓖 甘草炙，各二两

右三味，熬令变色，捣筛为散，水服方寸匕，日五夜二。

硝石散 主金疮，先有石发，烦闷欲死，大小便不通，方：

硝石 寒水石 栝蒌 泽泻 白蔹 芍药各一两

右六味，捣筛为散，水服方寸匕，日三夜一，稍加之，以通为度。

琥珀散 主弓弩所中，闷绝无所识，方：

琥珀

右一味，随多少捣筛为散，以童男小便服之，不过三服，瘥。

弩筋散 主弓弩所中，筋急不得屈伸，方：

故败弩筋五分，烧作灰 秦艽五分 杜仲半两炙 大枣三枚 干地黄二两半 附子炮，去皮 当归各一两

右七味，捣筛为散，以温酒服一方寸匕，日三，稍加至二匕，以知为度。

续断散 主金疮筋骨续绝，方：

续断三两半 芎䓖 苁蓉 当归各一两半 细辛半两 附子炮，去皮 干姜 蜀椒汗，去目、闭口者 桂心各三分 蛇衔草 干地黄各二两 芍药 人参 甘草炙，各一两

右一十四味，捣筛为散，酒服方寸匕，日三夜一。《千金》有地榆；《古今录验》又有杜蘅。

蓝子散 主金疮，中药箭解毒，方：

蓝子五合 升麻八两 甘草炙，各四两 王不留行各四两

右四味，捣筛为散，水服二方寸匕，日三夜二，水和方寸匕如泥，涂疮上，干易，毒即解。

泽兰散 主金疮内塞，方：

泽兰 防风 石膏 干姜 蜀椒去目、闭口者，汗 附子炮，去皮 细辛 辛夷 芎
劳 当归各半两 甘草一两，炙

右一十一味，捣筛为散，酒服方寸匕，日三夜一。脓多倍甘草；渴加
栝蒌半两；烦热加黄芩半两；腹满短气加厚朴三分；疮中瘀血更加辛夷半
两。

蒲黄散 主被打，腹中有瘀血，方：

蒲黄一升 当归 桂心各二两

右三味，捣筛为散，酒服方寸匕，日三夜一。

甘菊膏 主金疮痈疽，止痛生肉，方：

甘菊花 防风 大戟 黄芩 芎劳 甘草各一两 芍药 细辛 黄耆 蜀椒去目、
闭口者，汗 大黄 杜仲各半两，炙 生地黄四两

右一十三味，捣筛，以腊月猪膏四升煎，五上五下，芍药色黄，膏
成，绵布绞去滓，敷疮上，日三。

桃仁汤 主金疮瘀血方：

桃仁五十枚，去皮、尖及双仁 虻虫去翅足，熬 水蛭熬，各三十枚 大黄五两 桂
心半两

右五味，切，以酒水各五升，煮取二升，服一合，日三服，明日五更
一服。

马蹄散 主被打腹中瘀血，方：

白马蹄烧令烟尽

右一味，捣筛为散，酒服方寸匕，日三夜一，亦主女人病血，消之为
水。

金疮内漏，方：

还自取疮中血，著杯中，水和尽服愈。

金疮腹中有瘀血，**二物汤**方：

大麻仁三升 葱白二七枚

右药，使数人各捣令熟，著九升水中，煮取一升半，顿服之，若血去
不尽，腹中有脓血，更令服之，当吐脓血耳。

金疮内漏血不出，方：

牡丹

右一味，为散，服三指撮，五日尿出血。

治金疮因房惊疮，方：

烧妇人裤裆作灰，敷之。

金疮方：

取马鞭草捣筛，薄疮一宿，都差，冬用于叶末。

麦门冬散 主金疮、乳痈，诸肿烦满，方：

麦门冬去心 石膏研 柏子仁 甘草炙，各半两 桂心一分

右五味，捣筛为散，酸浆和服方寸匕，日三夜一，烦满气上胀逆，长服之，佳。

治金疮出血，多虚竭，**内补散方**：

苁蓉 芍药 当归 芎劳 干姜 人参 黄芩 厚朴炙 桑白皮 吴茱萸 黄耆 桂心 甘草炙，各一两 蜀椒三分，去目及闭口者，汗

右一十四味，捣筛为散，饮服方寸匕，日三。

治金疮烦满方：

赤小豆一升，以苦酒浸之，熬燥复渍之，满三度，色黑，治服方寸匕，日三。

治金疮苦不瘥方：

白杨木白皮熬令燥，末服方寸匕，日三服。又以末敷疮中，即愈。

治金疮刺痛不可忍，百方不瘥，方：

葱一把，水三升，煮数沸，渍疮即止。

治金疮烦痛，大便不利，方：

大黄 黄芩等分

右二味，捣筛为末，炼蜜和丸，先食，饮服如梧子七丸，日三。

金疮以桑白皮裹令汁入疮中，或石灰封并妙。

凡金疮出血必渴，当忍啖燥食，不得饮粥及浆，犯即血出杀人；凡出血不止，粉龙骨末于疮上，立止。

又方：

割取人见著鞋上有断乳十枚布疮上，立止。

又方：

末雄黄敷疮，当沸汁出即瘥。

又方：

刮贝子末服一钱匕。

又方：

煮葛根食之，如食法，务令多。

兵疮方：

捣车前汁敷之，血即止。

又方：

以人精涂之，瘥。

又方：

以柳絮裹敷之，血便止。

又方：

以熟艾急裹数日乃解。

又方：

以人尿屎相和，绞取汁饮三升，顿服令尽。

金疮惊而坚肿，剧者杀人，方：

捣生地黄、蛴螬虫敷之，烧瓦熨其外令温，地黄燥则易，瓦冷则易。

凡刺在肉中不出，方：

牛膝根茎捣敷之，即出。虽已合犹出也。

正观中有功臣远征，被流矢中其背膂上，矢入四寸，举天下名手出之不得，遂留在肉中，不妨行坐，而常有脓出不止。永徽元年秋，令余诊看，余为处之**瞿麦丸**方：

瞿麦二两　雄黄一两半，研　干地黄　王不留行各五分　麻黄去节　茅根　败酱　防风　雀李根皮　牛膝　大黄　蓝实　石龙芮　蔷薇根皮各口两

右一十四味，捣筛为末，炼蜜和丸如梧子，酒服十丸，日二，稍稍加至二十丸，以知为度，忌猪鱼生冷等，可直断口味。凡箭镞及折刺入身中，四体皆急，当合此药服之，令四体皆缓，缓则其镞必自跳出，余常教服此药与断肉，遂日日渐瘦，其镞遂跳出一寸，戴衣不得行，因即错却，

乃得行动，已觉四体大缓，不比寻常，终冬至春，其镞不拔自然而落，取而量之犹得三寸半，是以身必须断口味令瘦，肉缓，刺则自出矣，故以记之。

又方：

磁石末敷之，止痛断血。

凡金疮深，不用早合，若合则以滑石朱粉，则不合。

治凡竹木刺在肉中，方：

以羊矢和猪脂涂之出矣。

又方：

鹿角末，水和涂之即出。

治因风水肿，方：

卒刺涉水成肿，取韭并盐捣置上，以火炙药上，热彻即愈。

火烧疮方：

取新牛矢承热涂之。

又方：

烧桃叶，盐和煮作汤洗之。

又方：

以酱汁涂，立愈。

又方：

桑灰水敷，干则易。

又方：

井底青泥涂之佳。

又方：

青羊髓涂之佳无青羊，白、黑羊亦得。

治灸疮及汤火所损，昼夜啼呼不止，兼灭瘢，方：

羊脂半两 猪脂一分 松脂半两 蜡一分

右四味，于松明上以小铫火烧，猪脂等皆消，以杯承取汁敷之。松明，是肥松木节也。

治灸疮脓坏不瘥，方：

腊月猪脂一斤 薤白十枚 胡粉一两

右三味，先煎薤令黄，去之，绵裹石灰一两煎去之，入胡粉膏中令调，涂故帛上贴之，日三度。

又方：

白蜜一两 乌贼鱼骨二枚。一方作一两

右二味，捣末相和涂上三五度，瘥。

治火疮方：

柏白皮半两 竹叶一两 甘草二两

右三味，以猪膏一斤煎三沸，三上三下，药成去滓，待冷涂之。《集验》有地黄四两。

治漆疮方：

汤渍芒硝五两令浓，涂干即为，勿住。

又方：

取市上磨刀石槽中泥津涂之。

又方：

取矾石纳汤中洗之。

又方：

羊乳汁涂之。

又方：

漆姑草挼敷之。

又方：

末贯众涂之。

沙虱第六

方三十一首

治沙虱毒方：

以麝香、大蒜合捣，以羊脂和著小筒中带之。

又方：

雄黄　朱砂　常山等分

右三味，五月五日午时童子合之。

又治水毒方：

凡水毒中人似射工，初得之，恶寒头微痛，目眶疼，心中烦懊，四肢振㑊，腰背百节皆强，筋急两膝疼，或吸吸而热，但欲睡，旦醒暮剧，手足逆冷，二三日则腹中生虫，食人下部，肛中有疮，不痛不痒，令人不觉，急治之，过六七日，下部出脓溃，虫上食五脏，热盛烦毒，下痢不禁，八九日，名工不能医救矣。觉得之，当早视，若疮正赤如截者为阳毒，若疮如鳢鱼齿者为阴毒，犹小缓，不过二十日，杀人。欲知是中水毒，当作五六斗汤，以小蒜五升，㕮咀，投汤中，消息勿令大热，去滓，以浴，若身体发赤斑纹者，则非他病也。

水毒方：

捣苍耳取汁服一升，以绵沾汁渍导下部中，日三。

又方：

取蓼一把，捣取汁，服一升，不过三服。

又方：

取蓝一把，捣，水解以洗面目身令遍。

又方：

取大蓟根末饮之，并导下部，生虫者用汁，夏月常多赍此药屑入水浴，以方寸匕投水上流，无所畏。又辟射工。凡洗浴以少许投水盆中，即无复毒也。

蠼螋尿疮方：

取茱萸东引根土以醋和涂。

又方：

烧鹿角末和醋敷上，已有疮汁出者，烧道边故蒲席敷之。疮表里相当，一名浸淫。取猪牙车骨年久者，捶破烧令脂出，热涂之。

蠼螋疮方：

取小豆末醋和涂之，干即易，小儿以水和。

又方：

取楝木枝若皮烧灰敷上，干者膏和，亦治小儿秃及诸恶疮。

又方：

取槐白皮半斤切，醋浸半日去痂洗之，日五六。

狐尿刺方：

凡诸螳螂之类，盛暑之时多有孕育，著诸物上，必有精汁，其汁干久则有毒，人手触之，不王相之间，则成其疾，名曰狐尿刺，日夜磣痛，不识眠睡，百方治之不瘥，但取蒲公英茎叶根中断之，取白汁涂之，令厚一分，涂即瘥，神验。

凡热伤疮，及狐尿刺，肿痛不可忍，并风寒者，皆烧马屎若生桑木，趣得烟多熏之，汁出即愈。

恶刺方：

五月蔓菁子捣末，和乌牛乳封之，无，即凡牛乳亦得。

又方：

取野狐矢烧灰，腊月猪膏和封孔上。

又方：

取桑灰汁热渍，冷即易。

又方：

以针砂和胶清涂之。

又方：

取故鞋网如枣大，妇人中衣有血者如手掌大，倒勾棘针二七枚，三味合烧作灰，以腊月猪膏和涂之，虫出。

又方：

蔓菁子五升

右一味，微熬末研，小儿尿一升合纳疮口中，周回厚一寸，以穅火烧一升，投纳疮于中渍之，立愈。

又方：

煮槐白皮取汤渍之。

又方：

以苦瓠煮作汤渍之。

又方：

取五月五日蛇皮烧灰，腊月猪膏，和敷之。

又方：

取故鞍鞯毡烧灰，腊月猪膏和封之，虫出。

又方：

取楸根白皮，切一升，泔渍煮三沸，纳孔中，亦可渍之。

肉刺方：

割头令血出，内铅丹如米许，曝之。

又方：

以刀割却，以好墨涂遍，瘥。

狗咬方：

即以冷水洗疮，任血出勿止之，水下血断以帛裹即愈。

蛇啮方：

以人屎厚涂，以帛裹缚，登时毒消。

蛇毒方：

重台末，唾和封，瘥，大验。

蛇蜂毒方：

取瓦子摩其上，唾二七讫，然后抛瓦子，却安旧处。

瘿病第七

方九首

治五瘿方：

取鹿靥酒渍令没，火炙干，纳于酒中，更炙令香，含咽汁，味尽更易，尽十具即愈。

又方：

小麦面一斤 特生礜石十两，烧 海藻一斤

右三味，取三年醋一升渍小麦面曝干，更浸令醋尽，各捣为散，每服两方寸匕，日四五服，药含乃咽之。忌姜、辛、猪、鱼、生菜、辛菜、吹火、读诵及大语用气。

又方：

昆布三两 海蛤二两 松萝二两 海藻三两 白蔹二两 通草二两 桂心二两

右七味，捣为散，每以酒服方寸匕，日三服。

又方：

小麦一升，醋一升，夜浸昼曝 昆布洗 海藻洗，各二两

右三味，捣为散，食后饮服方寸匕，日三，以瘥为度。

又方：

昆布一两 海藻一两 海蛤二两 半夏一两，洗 细辛一两 土瓜一两 松萝一两
通草二两 白蔹二两 龙胆二两

右一十味，捣筛，酒服方寸匕，日再，不得作生活劳动也。

又方：

昆布二两

右一味，切如指大，醋渍含咽汁尽，愈。

又方：

海藻一斤 小麦面一升

右二味，以三年醋一升，以溲面，末，曝干，往反令醋尽，合捣散，酒服方寸匕，日三。忌怒。

陷脉散 主二十三十年瘿瘤及骨瘤、石瘤、肉瘤、脓瘤、血瘤，或大如杯盂，十年不瘥，致有漏溃，令人骨消肉尽，或坚或软或溃，令人惊惕，寐卧不安，体中掣缩，愈而复发。治之方：《千金》云陷肿散。

乌贼鱼骨一分 白石英半两 石硫黄一分 紫石英半两 钟乳半两，粉 干姜一两
丹参三分 琥珀一两 大黄一两 蜀附子一两，炮，去皮

右一十味，捣为散，贮以韦囊，勿令泄气，若疮湿即敷，无汁者以猪膏和敷之，日三四，以干为度，若汁不尽者，至五剂十剂止，勿惜意不作也，著药令人不疼痛，若不消，加芒硝二两，益佳。《千金》有胡燕屎一两。

治瘿方：

菖蒲二两 海蛤一两 白蔹一两 续断一两 海藻一两 松萝一两 桂心一两 蜀椒
一两，汗，去目、闭口者 羊靥二百枚，炙 神曲三两 半夏一两，洗 倒挂草一两

右一十二味，各捣下筛，以酱清、牛羊髓脂丸之，一服三丸如梧子，日一服。

阴病第八

方一十四首

治丈夫阴下痒湿，方：

以甘草一尺，水五升，煮洗之生用。

又方：

以蒲黄粉之，不过三。

治丈夫阴肿大如斗，核中痛，方：

雄黄一两，研粉 礜石二两，研 甘草一尺，生用

右三味，以水一斗，煮取二升洗之，神良。

治丈夫阴头痛肿，师所不能医，方：

鳖甲一枚

右一味，烧焦末之，以鸡子白和敷之。

治丈夫阴头生疮，如石坚大者，方：

刀刮虎牙及猪牙末，猪脂煎令变色，去滓，日三涂之。

又方：

乌贼鱼骨末，粉之良。

治妬精疮方：

丈夫在阴头节下，女人在玉门内，似疳疮作臼，蚀之大痛，其疳即不痛，以银钗绵缠腊月猪脂，熏黄火上暖，以钗烙疮上令熟，取干槐枝湇涂之，以麝香敷疮上令香，黄矾青矾末敷之，小便后即敷之，不过三度。

治男女卒阴中生疮痒湿，方：

黄连 栀子各二两 甘草一两 蛇床子二分 黄檗一两

右五味，下筛粉之，干者以猪脂和涂上，深者绵裹纳中，日三。

治下部痛痒生疮，**槐皮膏**方：

槐白皮五两 赤小豆一小合 白芷二两 楝实五十枚 桃仁五十枚，去皮、尖、双仁

甘草二两，生　当归二两

右七味，切，以苦酒渍一宿，旦以猪膏一升，微火煎白芷黄即成，去滓，摩上，日再。并纳下部中三寸，瘥。

治阴茎头疮，方：

当归三分　黄连半两　桃仁二两，去皮、双仁　小豆一分　槐子半两

右五味，作末，粉疮上，日三。

治阴头生疮，方：

蜜煎甘草，涂之即瘥，大良效。

治阴疮黄汁出，方：

煮黄檗汁，冷渍敷蛇床、黄连末，极效。

又方：

桃仁二七枚，熬令黄，去皮、尖、双仁，末之，酒服良。

又方：

生地黄一把，并叶捣取汁，饮之良。

千金翼方卷第二十一　

总疗万病第一

论曰：后生志学者少，但知爱富，不知爱学，临事之日，方知学为可贵。自恨孤陋寡闻，所以悯其如此，忘寝与食，讨幽探微，辑缀成部，以贻未悟。有能善斯一卷，足为大医。凡膈上冷、少腹满、肠鸣、膀胱有气、冷利者，当加利药，服讫当利出泔淀青黄水青泥。轻者一两度加利药去病即止；重者五六度加利药得日三，频大利，方得尽其根源，病乃永愈。其利法，至巳时以来两行、三行即定，亦自如旧，终不成利病也。凡病在上膈，久冷、痰癖、积聚、疝瘕、癥结、宿食、坚块、咳逆上气等痼病，终日吐唾、逆气上冲胸胁及咽喉者，此皆胃口积冷所致，当吐尽乃瘥。轻者一二度，重者五六度方愈。其吐状，初唾冷沫酸水，次黄汁，重者出赤紫汁。若先患注，人当出黑血，下吐药大吐，吐时令人大闷，须臾自定，不令人虚惙，得冷饮食已，耳不虚聋，手足不痹。亦有人当吐时，咽中有一块物塞喉，不能得出者，饮一二合药酒，须臾即吐出一物如拳许大，似段鸡子中黄，重者十块，轻者五六枚。

右件等疾状病之根本，若今日不出此根本之疾，虽得名医与一二剂汤药押定，于后食触，其病还发。善医者当服此药，一出根本，即终身无疾矣。

吐利出疾法：

凡长病人、虚羸人、老人、贵人，此等人当少服，积日不已，病当内消也，不须加吐利药。凡加吐利药伤多，吐利若不止者，水服大豆屑方寸匕即定。卒无豆屑，嚼蓝叶及乌豆叶亦得定。丈夫五劳七伤、阳气衰损、羸瘦骨立者，服之即瘥。旬月之间，肌肤充悦，脑满精溢，仍加补药，加法在后章中。

疗风方　用药多少法：

历节风二十两，酒五斗　贼风、热风、大风用药与历节同　偏风、猥退、瘫痪风十二两，酒三斗

右以上风皆带热，须加冷药，仍须利药，得利佳也。

贼风掣纵八两，酒二斗　湿风周痹八两，酒二斗　脚腰挛痛十二两，酒三斗　筋节拘急八两，酒二斗　食热如针刺八两，酒二斗　热病后汗不出初觉三服，一服一盏；年久服一升　口喝面戾一目不合四两，酒一斗；年久十二两，酒三斗　起即头眩四两，酒一斗　头面风似虫行八两，酒二斗　心闷欲呕吐，项强，欲阴雨即发者八两，酒二斗　因疮得风，口噤，脊背反张如角弓五服，一服一盏

疗冷病方：

积冷痰癖瘦者四两，酒一斗；强者六两，酒一斗半　痰饮疝瘕六两，酒一斗半　宿食吐逆四两，酒一斗　癥癖肠鸣噫八两，酒二斗　癫痔，癖块，咳嗽上气二十两，酒五斗　奔豚冷气六两，酒一斗半　噎哕呕痢六两，酒一斗半　久症八两，酒二斗　卒中恶忤，心腹胀满，气急垂死三服，一服一盏，当大吐，吐出血　瘴气三服　蛊毒五服　温疟五服　痎疟五服　冷痢六两，酒一斗半　久劳八两，酒二斗

疗妇人方：其风冷等准前。

带下十二两，酒三斗　崩中六两，酒一斗半　月水不通六两，酒一斗半　冷病绝产六两，酒一斗半　断绪八两，酒二斗　产后诸疾八两，酒二斗　月水不调，月前月后，乍多乍少四两，酒一斗　落身后病六两，酒一斗半　重者子宫下垂十二两，酒三斗

大排风散 主一切风冷等万病，方：

芫花　狼毒　栾荆　天雄去皮　五加皮　麻花　白芷　紫菀　乌头去皮　附子去皮　莽草　茵芋　栝楼　荆芥　踯躅　菀花　大戟　王不留行　赤车使者　麻黄各二十分　石斛　半夏　石楠　薯蓣　长生各十四分　藜芦七分　狗脊　人参　牛膝　苁蓉　蛇床子　菟丝子　萆薢　车前子　秦艽各七分　薏苡　五味子　独活　藁本　柴胡　牡丹　柏子仁　芎䓖　芍药　吴茱萸　桔梗　杜仲　桂心　橘皮　续断　茯苓　细辛　干姜　厚朴　茯神　山茱萸　防己　黄耆　蜀椒　巴戟天　高良姜　紫葳　黄芩　当归　菖蒲　干地黄　通草各四分

右六十七味，勿熬炼，直置振去尘土，即捣粗筛，下药三两，黍米三升，曲末二升，上酒一斗五升，净淘米，以水五升煮米极熟，停如人肌，下曲末熟搦，次下散搦如前，次下酒搅之百遍，贮不津器中，以布片盖之

一宿，且以一净杖子搅三十匝，空腹五更温一盏服之。以四肢头面习习为度，勿辄加减，非理造次，必大吐利。欲服散者，以绢筛下之，一服方寸匕，只一服，勿再也。水、饮、浆、酒，皆得服之。丸服者，蜜和服如梧子七丸。惟不得汤服也。须补者，药少服令内消，即是补也。《千金方》有白术、食茱萸，无麻花、半夏、赤车使者、高良姜、紫葳，止六十四味，名芫花散，一名登仙酒，又名三建散。按：后加减法中有远志，而此方中无，疑此脱远志也。

凡服此药，法先多服令人大吐下利三五度后，乃少服，方可得益也。其加增药法如左：

麻花 乌头 王不留行 赤车使者 麻黄 踯躅 茵芋 芫花 五加皮 白芷莽草 附子 栝楼 荆芥 天雄 芎劳 藁本 薯蓣 巴戟天 细辛 独活 当归 黄耆 干姜 厚朴 防己 山茱萸 大戟 萆薢 桔梗 牡丹 柏子仁 狗脊 薏苡 秦芃 菖蒲

右三十六味，并主风多者，患之者准冷热加减之。

苁蓉 芎劳 续断 蛇床子 王不留行 桔梗 芫花 天雄 附子 踯躅 茵芋当归 秦芃 芍药 干姜 狗脊 萆薢 石楠 蜀椒 干地黄 菖蒲 薯蓣 石斛 牛膝 细辛 柴胡 车前子 桂心 柏子仁 五加皮 杜仲 薏苡

右三十二味，主湿痹腰脊，患之者准冷热加减之。

秦芃 藁本 狗脊 萆薢 通草 石楠 芎劳 续断 牛膝 干地黄 石斛 薏苡菟丝子 杜仲 天雄去皮 附子去皮

右十六味，主挛急躃曳，患之者准冷热加减之。

莽草 防己 藜芦

右三味，主身痒疥瘙，患之者准冷热加减之。

紫菀 牡丹 茯苓 茯神 柏子仁 菀花 人参 远志 细辛

右九味，主惊痫，患之者准冷热加减之。

蜀椒 长生 踯躅

右三味，主鬼魅，患之者准冷热加减之。

紫菀 芫花 藜芦

右三味，主蛊毒，患之者准冷热加减之。

高良姜 桔梗 芫花 山茱萸 茯苓 人参 柴胡 牡丹 菀花 苁蓉 巴戟天

芍药 干姜 附子 乌头去皮 麻黄 莽草

　　右一十七味，主癥冷积聚腹痛坚实，患之者，准冷热加减之。

　　厚朴 橘皮 桔梗 大戟 藜芦 半夏 干姜 藁本 人参 吴茱萸

　　右一十味，主腹痛胀满吐逆，患之者准冷热加减之。

　　茯苓 厚朴 芫花 半夏 细辛 乌头 黄芩 柴胡 山茱萸

　　右九味，主痰实，患之者准冷热加减之。

　　厚朴 干姜 紫菀 茯苓 桔梗 莞花 乌头 人参 细辛 柴胡

　　右一十味，主胸满痛，患之者准冷热加减之。

　　紫菀 薯蓣 石斛 细辛 巴戟天 牡丹 当归 人参 菖蒲 五味子 桔梗 柏子仁 吴茱萸 山茱萸 干地黄

　　右一十五味，主补五脏虚损，患之者准冷热加减之。

　　柏子 续断 黄耆 薯蓣 芍药 巴戟天 五味子

　　右七味，主益气，患之者准冷热加减之。

　　肉苁蓉 蛇床子 五味子 附子 天雄 萆薢 栝楼 薯蓣 远志 巴戟天 菟丝子 牛膝 柴胡 车前子 细辛 茯苓 杜仲 五加皮 石斛

　　右一十九味，主益精髓，患之者准冷热加减之。

　　干地黄 菟丝子 天雄 附子

　　右四味，主补骨髓，患之者准冷热加减之。

　　当归 藁本 白芷 干地黄 五加皮 石斛 菟丝子 薯蓣 五味子 厚朴

　　右一十味，主长肌肉，患之者准冷热加减之。

　　五加皮 杜仲 续断

　　右三味，主阴下湿痒，患之者准冷热加减之。

　　茯苓 人参 栝楼

　　右三味，主消渴，患之者准冷热加减之。

　　栝楼 茯苓 芍药 橘皮 秦艽 山茱萸 车前子

　　右七味，主利小便，患之者准冷热加减之。

　　菖蒲 栝楼 山茱萸

　　右三味，止小便利，患之者准冷热加减之。

　　人参 细辛 菟丝子 狗脊

右四味，主明目，患之者准冷热加减之。

芎䓖 白芷

右二味，主止泪，患之者准冷热加减之。

细辛益肝气 远志 人参补心气

右三味，补益气，患之者准冷热加减之。

石楠 萆薢 狗脊 车前子 石斛

右五味，补养肾气，患之者准冷热加减之。

蜀椒 当归 麻黄 桂心 吴茱萸 紫菀 莞花 藜芦 附子 半夏 乌头 菖蒲 远志 细辛 芫花 五味子

右一十六味，主咳嗽上气，患之者准冷热加减之。

蛇床子 石斛 细辛 薯蓣 橘皮

右五味，主下气，患之者准冷热加减之。

附子 干姜 人参 桂心 橘皮 厚朴

右六味，主霍乱，患之者准冷热加减之。

黄耆 通草主漏 厚朴 山茱萸 莽草主三虫 紫菀 当归 白芷主崩中带下 黄芩 蛇床子主寒热漏 芎䓖 牛膝 栝楼 紫葳

右一十四味，主月闭，患之者准冷热加减之。

麻黄 栝楼 柴胡 桂心 芍药主伤寒 通草 菖蒲 远志 人参主健忘 附子 黄芩 干姜 蜀椒主下痢 紫菀 茯苓 芎䓖

右一十六味，主唾稠如胶，患之者准冷热加减之。

论曰：所加之药非但此方所须，普通诸方，学者详而用之。

阿伽陀丸主万病第二

阿伽陀药 主诸种病及将息服法，久服益人神色无诸病，方：

紫檀 小檗 茜根 郁金 胡椒各五两

右五味，捣筛为末，水和纳臼中更捣一万杵，丸如小麦大，阴干，用时以水磨而用之。

诸咽喉口中热疮者，以水煮升麻，取汁半合，研一丸如梧子大，旦服之，二服止。禁酒、肉、五辛，宜冷将息。

诸下部及隐处有肿，以水煮牛膝、干姜等，取汁半合，研一丸如梧子大，旦服之，四服止。禁酒、肉、五辛、生冷、醋、滑。

诸面肿心闷因风起者，以水煮防风，取汁半合，研一丸如梧子，旦服之，二服止，不须隔日。禁酒、五辛、醋、肉。

诸四体酸疼，或寒或热，以水煮麻黄，取汁半合，研一丸如梧子，旦服之。禁酒、肉及面、五辛。

诸蛊下部有疮，吞一丸如梧子大。又煮艾、槐白皮，取汁半合，研一丸，灌下部二度，禁酒、肉。

诸卒死，服者多活，看其人手脚头面腹肿。观颜色无定，若有此色而加痢者，并不堪治。以冷水弱半合，研二丸如小豆灌口，一服不瘥，更与一服，若损，惟得食白粥、盐、酱，禁酒、肉、五辛。

诸被魇祷，当心常带一丸，又以水一酸枣许，研一丸如小豆，服之，三服止。无所禁忌。

诸被蛇及恶兽等毒，若未被其毒，直须辟除，随身带行，便即远离入草。已被毒者，以麝香一相思子大，又以水一酸枣许，共药一丸如小豆，于水内研服，并以紫檀以水研取汁，用研药涂其疮毒处。禁酒、肉、五辛。

诸被一切鬼神及龙毒气者，其人饥渴寒热，时来时去，不知痛处，或恍惚。龙毒者其人昏昏似醉，肤体斑驳，或青。取药一丸如梧子，以水酸枣许共药研灌鼻，及服二服止。无所禁。

诸被鬼绕纠失心癫狂，莫问年月远近，以艾汁一酸枣许，研药二丸如小豆，服之。若无青艾，取干艾水浸搦取汁用亦得，四服止，并带一丸，常可随身，口味无所禁忌。

诸传尸复连梦想颠倒，身体瘦损，不知病所，乍起乍卧，先以水研雄黄一梧子大，取汁酸枣许，研二丸如小豆大服之，二服止，并挂一丸著病者房门上，及带一丸随身。口味无忌。

诸消渴者，以朴硝少许，以水搅硝取汁半合许，研二丸如小豆服之，七服止。禁五辛、酒、肉、面。

诸患淋不问远近，以芒硝少许，以水搅取一酸枣许汁研药二丸如小豆大，服之便止。禁酒肉。

诸患疔肿，以水一升煮玄参取汁研药，服三服止。又以水半合研玄参根取汁，和药涂上三遍，不须隔日，惟食白粥饭，自外盐以上皆不食。

诸卒胸膈热、眼暗、口臭，以水煮苦竹叶取汁半合，研药一丸如梧子，二服止。禁酒肉。

诸难产，以苏蒋二七，水煮取汁半合，研药一丸服之，若无苏蒋，研姜黄取汁研药吞一丸，空吞亦得，将息如产时。

诸热疮无问远近，以水煮大黄，取汁半合，研药一丸如梧子服之，二服止。又水研大黄取汁，以药一丸研涂疮上，日三遍。禁房、面、五辛，宜令将息。

诸吐血，若因热吐者不问远近，服之并瘥。冷吐者不治。以葛、蒲汁一酸枣许研药二丸如小豆服之，四服止。须微暖将息，忌酒、肉、五辛。

诸鼻中血不止，以刺蓟汁一酸枣许，研二丸如小豆服之，并研灌鼻，二服灌止。若无刺蓟之时，取干者水煮取汁，依前法服。禁酒、肉、五辛。

诸噎病，以水研栝楼取汁一鸡子大，研药一丸如小豆，服之，四服止。忌生冷。

诸赤白带下，以牡丹皮、刺蓟根各二分，以水二升，煮取一升，分五服，研药一丸如梧子服之，五服止。禁生冷、五辛、酒、肉。

后补法：

地榆二分 桑螵蛸二分，一云桑耳

右二味，水二升，煮取汁一合，分作二服，取汁一合，研药一丸服之。

诸得药毒，以冷水半合研药一丸如梧子服之，二服止。禁酒、肉、五辛，宜五日冷将息。

诸卒得恶忤，以人乳汁半合研药一丸如梧子大，灌鼻；以水半合研药一丸如梧子灌口，三日禁食。

诸寒疟，以水一升煮恒山一两，取汁半合，研药一丸如梧子大服之，二服止。先取药如麻子大，以冷水研灌鼻中三四嚏，病者垂头卧，便得痛痒，又更灌一边令相续，然后服药，七日少食。禁如前。

诸蛊疰湿，以生犀角、白檀香，以水煮取汁一鸡子壳许，研药二丸如小豆，并蚺蛇胆一丸共研服之，三服止。若疰湿，药及蚺蛇胆各丸之，以绵裹纳于下部中，三度止。

诸益神色，除诸病，辟恶气，每日以白蜜如枣核大，研药一丸如小豆服，常带少许。亦禁如前。

诸草药毒迷闷，以泥裹冬瓜烧，绞取汁半合，研一丸如梧子服之，若无冬瓜，用水服之。三日慎食。

诸眠惊恐，常带药一丸如梧子，夜卧安头边，不得着身。每夜欲卧，服一丸如梧子，以水一升，煮牡蒙二分取汁半升，分三服。七日慎食。

诸心劳虚弱，以水煮茯神、人参，取汁半合，研一丸服之，十服以上止。慎生冷。

诸心风虚热，以竹沥渍防风，捣绞取汁半合，研一丸如梧子服之，七服止。慎酒、肉、五辛、醋、面。

诸心惊战悸，以水一升，切茯苓、牡蒙、远志各二分，煮取汁半升，分三服，一服研一丸服之，五服止。

诸多忘恍惚，以水煮人参，取汁半合，研一丸服之，五服止。亦可七服，慎如前。

诸温疫时气，以水煮玄参，取汁一合，研一丸如小豆服之，四服止。量宜缓急。惟得食粥及冷食，余皆禁。

若患劳，家递相染，煮服时，并取艾作炷，长三寸，门阃当心灸七壮，即解。

诸呕吐，水煮白檀、生姜，取汁半合，研一丸如梧子服，三服止。七日慎食如前。

诸哕病，水一升，煮通草、橘皮各半两，取汁三合，分再服，研二丸如小豆服之，二服止。慎生冷。

诸小儿惊啼，以水煮牡蒙，取汁半合，研一丸如梧子涂乳上，令儿饮。乳母慎酒、肉、五辛。

诸产后血结，以生地黄汁半合，研一丸如梧子服之，二服止，血便消下。忌食酒肉。

诸热风痹，风气相击，令皮肤厚涩，关节不通，以防风、牡荆子各一分，荜茇一分，以水一升煮取汁三合，分三服，每旦一服，研一丸如梧子大服之，十服止。慎酒、肉、五辛。

诸热风上冲，头面上痒、鼻中痒，兼时行寒热若食呕吐，以人参一分，防风、生姜各二分，以水一升五合煮取汁三合，分三服，取汁一合，研一丸如梧子服之。七服止，慎如上法。

诸黄疸病，以黄芩、苦参各二分，以水一升煮取五合，分三服，一服研一丸如梧子服之。若渴，纳茯苓、栝楼各二分，依前以水煮服。惟得与粥。

诸卒失瘖不语，以防风一两，和竹沥捣绞取汁半合，研一丸如梧子，二服止即语，重者不过五服。禁酒、肉、醋、面、生冷等。

诸怀孕三月以上至临产，不问月日多少，忽染种种疾，或好伤落及至水肿、天行时气，此医人不许服药，惟得此药三服以上，重者不过十服，即瘥。母子不损，平安分解。前件诸病可作汤研药服之，甚良。

诸产后先痢鲜血，后杂脓及腹中绞痛，橘皮、桔梗各二分，生姜一两，水一升，煮取半升，分三服，一服研一丸如梧子服之。七日慎生冷、油腻、醋、面。

诸小儿新得风痫，以竹沥半合研一丸如梧子服之，二服止。慎如前。

诸女子数伤胎，带一丸如酸枣大，夜即解安头边，不得着身。每旦服一丸如梧子，三日止。无忌。

诸卒腹胀，水煮当归取汁半合，旦服一丸如梧子，二服止。慎生冷。

诸脐下绞痛，以水煮芎𫟼取汁半合，研一丸如梧子，三服止。七日慎食生冷。

诸蛇、蝎、蜈蚣毒，以水磨郁金取汁半合，研一丸如梧子服之，二服止。并研一丸如小豆，遍涂疮上。忌如前。

诸霍乱，因宿食及冷者，吐逆，腹中绞痛，吐痢。若冷者，以桔梗、干姜以水煮取汁一酸枣，研二丸如小豆，二服止；因热者，用栀子仁以水煮取汁，依前法服。皆慎生冷。

诸注病，以水煮细辛取汁一酸枣许，研二丸如小豆服之，五服止。冷者温将息。

诸中恶，以水煮甲香取汁一酸枣许，研二丸如小豆，服之。

耆婆治恶病第三

方一十一首 论七首

论曰：疾风有四百四种，总而言之，不出五种，即是五风所摄，云何名五风？一曰黄风，二曰青风，三曰白风，四曰赤风，五曰黑风。其风合五脏，故曰五风。五风生五种虫：黄风生黄虫，青风生青虫，白风生白虫，赤风生赤虫，黑风生黑虫。此五种虫食人五脏：若食人脾，语变声散；若食人肝，眉睫堕落；若食人心，遍身生疮；若食人肺，鼻柱崩倒、鼻中生息肉；若食人肾，耳鸣啾啾，或如车行、雷鼓之声；若食人皮，皮肤顽痹；若食人筋，肢节堕落。五风合五脏，虫生至多，入于骨髓，来去无碍，坏于人身，名曰疾风。疾风者，是癞病之根本也；病之初起，或如针锥所刺，名曰刺风；如虫走，名曰游风；遍身掣动，名曰瞤风；不觉痛痒，名曰顽风；肉起如桃李小枣核，从头面起者，名曰顺风；从两脚起者，名曰逆风；如连钱团丸，赤白青黑斑驳，名曰癧风；或遍体生疮，或如疥癣，或如色鳞，或如榆荚，或如钱孔，或痒或痛，黄汁流出，肢节坏烂，悉为脓血；或不痒不痛，或起或灭，青黄赤白黑，变易不定。病起之由，皆因冷热交通，流入五脏，通彻骨髓，用力过度，饮食相违，房室不节，虚动劳极，汗流遍体，因兹积热，风热彻五脏。饮食杂秽，虫生至多，食人五脏、骨髓、皮肉、筋节，久久坏散，名曰癞风。是故论曰：若欲疗之，先服阿魏雷丸散出虫，看其形状青黄赤白黑，然后与药疗，千万无有不瘥。胡云迦摩罗病，世医拱手，无方对治，名曰正报，非也。得此病者，多致神仙。往往人得此疾，弃家室财物入山，遂得疾愈而为神仙。今人患者，但离妻妾，无有不瘥。

阿魏雷丸散方：

阿魏 紫雷丸 雄黄 紫石英各三分 朱砂 滑石 石胆 丹砂 藜芦 白蔹 犀

角各半两 斑蝥去足翅 芫菁去足翅，各四十枚 牛黄五分 紫铆一两

右十一五味，捣筛为散，空腹服一钱匕，清酒二合和药饮尽。大饥即食小豆羹饮为良，莫多食，但食半腹许即止，若食多饱则虫出即迟。日西南空腹更一服，多少如前。若觉小便似淋时，不问早晚，即更服药，多少亦如前。大饥即食，若觉小便时，就盆子中出看之，虫从小便出，当日即出，或二日三日乃出，或四日五日出，或杀药人七日始出。其虫大者如人指，小者大如小麦，或出三四枚，或五六枚，或七八枚，或十枚，或三二十枚。黄虫似地黄色；赤虫似碎肉凝血色；白虫似人涕唾，或似鱼脑，或似姜豉汁；青虫似绿，或似芫菁色；黑虫似墨色，或似烂椹，又似黑豆豉。其虫得药者死，死者即从小便中出，大便中亦有出者，不净，不可得见。

若出黑色虫，即是黑风，不可理之，无方可对。

若出黄虫，即是黄风。当用小便七八升，大瓮盛之，如灶法安瓮不津者，盛小便中常令使暖，入中浸身，一日再三度，一入中坐浸如炊二三斗米顷，若心闷，即出汤，数食莫令饥，虚则于人无力，七七四十九日即为一彻，以瘥为度。或一年二年。忌房室，房室脉通，其虫得便，病即更加。其患非冷热风治如此，此是横病，非正报也。

若出青虫，即是青风。患起由冷风至多，其虫皆青，即是东方木中毒风。青虫宜服自身小便，亦名花水，亦名清汤，亦名还中水。服法：空腹服一七日，一服六合，旦起日初出即服，服不过一升。饥即食，不得食五辛、猪肉、鸡、犬、秽食、臭恶之食，大嗔怒、房室，皆忌之。服法第一忌之，至二七日，一日再服，服别四合，服小便常取空腹服之，则不过一升。三七日，一日三服。至四七日，小便出即服。乃至周年，以瘥为度，服之不过一升，百日外，小便至少，一日之中止可一度、二度服之，服大香，美好如羹如浆。忌法三年，犯则难瘥，不犯永愈。青虫如此是横病，非正报也。

出白虫者，即是白风。赤虫者，即是赤风。同为一等疗，二风由热为根，虫皆赤白，乃是南风、西风，入五脏，通彻骨髓，成患为疾，此之二风，与苦参硝石酒饮之，除患最疾，热去，其患即愈。

苦参硝石酒方浸酒法在后：

苦参　硝石　好清酒

右三味，先与清酒下硝石浸之二七日或三七日，然后与苦参同入酒瓮中，盛浸之七日，渐渐服之。饮法：空腹服之，一日三服，初七日中一服如半鸡子许，七日后可饮一升，任情饮之，多则为善，患去则速，风动亦多；勿使醉吐，宁渐少饮，不用多饮。赤白二风，此药至日无有不愈。余非难治，何以故？热为根本，故苦参能治热，硝石除热消虫，赤白二虫但闻硝石气皆为水，能去热根本。若患赤白二风，不问年月，多者五年以外，加黄硝石、加酒、苦参乃至三四两，无有不愈。乃至三十年无鼻柱、肢节堕落者，但非黑虫，皆悉永愈。第一忌房室、大瞋怒、大热食，禁粘食、五辛、生冷、大醋、酪、白酒、猪、鱼、鸡、犬、驴、马、牛、羊等肉，皆为大忌，其余不禁。此为对治，非正报也。若人顽痹不觉痛痒处者，当作大白膏药摩之，一日三四度，七日彻，或二三七日彻，乃至七七日四十九日，名曰一大彻，顽痹即觉痒，平复如本，即止摩。若不平复，但使摩之，以瘥为限，不过两大彻、三大彻，无有不愈。针刺灸烧割劫，亦不及摩之为良，乃至身上多有疮痕，生摩之悉愈。

大白膏方：

白芷　白术　前胡　吴茱萸各一升　芎䓖二升　蜀椒　细辛各三两　当归　桂心各二两　苦酒四升

右一十味，以苦酒浸药经一宿，取不中水猪脂十斤，铜器中煎令三沸，三上三下，候白芷色黄，膏成。贮以瓶中，随病摩之即愈。若遍体生疮脓血溃坏，当作大黑膏摩之。

大黑膏方：

乌头　芎䓖　雄黄　胡粉　木防己　升麻　黄连　雌黄　藜芦　矾石各半两　杏仁去皮尖　巴豆各四十枚　黄檗一分　松脂　乱发各如鸡子大

右一十五味，捣筛为末，以猪脂二升合药煎，乱发消尽，膏成，用涂疮上，日三傅，先以盐汤洗，然后涂之。勿令妇女、小儿、鸡、犬见。若患人眉睫堕落不生者，服药后经一百日外，即以铁浆洗其眉睫处所，一日三度洗之，生毛则速出，一大彻，眉睫如本，与不患时同也。

浸酒法：

苦参去上黄皮，薄切曝干，捣令散，莫使作末，秤取三十斤。取不津瓮受两斛者，瓮底钻作孔，瓮中底头着二三十青石子，如桃李鸡子许大，过底孔上二三寸。然后下苦参、下硝石末酒，一时著瓮中，遣童子小儿年十三四者和合调停。然后即与五六重故纸系瓮口，用小瓮口合上，泥之，莫使漏气。取酒服时法，孔中出酒服之，一日一服，或再服亦得。还如法密塞孔，勿漏泄，不得开瓮口取酒。酒欲尽时，开瓮口，取苦参滓急绞取酒，其滓去却，其酒密处盛之，莫使漏气。服酒法一一如前，无有不愈。若患不得瘥除者，皆由年多，十年者更作此药酒至两剂，无有不愈，依法如前。虽用良医治之，亦须好酒，须行忠直，不得不孝不义，患除则速矣。

论曰：苦参处处有之，至神良。黄硝石出龙窟，其状有三种，一者黄硝石，二者青硝石，三者白硝石，其形如盐雪，体濡，烧之融似曲蟮，见盐为水。硝石真者烧炼皆融，真伪可知。三种硝石，黄者为上，青者为中，白者为下。用之杀虫，皆不如黄者最良。黄硝石立杀人身中横虫，去虫至速，除大风大强药。青硝石者至神大药，出在乌场国石孔中，自然流出，气至恶大臭，蜂、蛇、飞虫皆共宗之，其气杀虫。硝石与苦参酒相入，治热至良，去风至速，方稀有用时，乃胜于白硝石，此青硝石体状也。如似世间胶漆，成时亦如陈蜜，亦如饧铺。少必枯，体泽又似尘污脂蜜，气味至恶，此药道士贵服，则去人身中横虫，不能得用时，先与三升酒浸之二十日，多日为佳，其势倍效，皆大验，然后与苦参同浸。

论曰：黄青白硝石等是百药之王，能杀诸虫，可以长生，出自乌场国，采无时。此方出《耆婆医方论·治疾风品法》中。黄力三岁译后演七卷《治疾风品法》云：服药时先令服长寿延年符大验，荡除身中五脏六腑，游滞恶气皆出尽，然后服药得力，其疾速验无疑，符力亦是不思议神力，先服药者，无有不效。又生造药入瓮中时，令童子小儿和合讫，即告符书镇药，符镇在瓮腹令药不坏，久久为好，一切神鬼，不可近之矣。

论曰：疑师不治病，疑药不服之，服之即不得力，决意不疑者必大神验。一切药有从人意即神。疑人必失，及久多必损；不疑久者有益，治病当有愈。医论如此说，是以令知服药，先服药符，大验，遣诸恶气药势必当有效，朱书空腹服之讫，即服药一如前说。

先服此符，然后服药，一服之后更不须再服书符，用六合日，勿令小儿、女子、六畜、鸡、犬等见之，符成不忌。

论曰：病起从上者名为顺病，病则易治，治则病疾愈；从下起者名为逆病，难治，倍药可瘳。

论曰：患在五脏骨髓者，非汤药不愈；患在皮肤肉脉中者，针刺可瘳。汤药益人精神，久有益，患易除愈，尽其根源；针灸虽得目下解急，于人神浊。养性延年要是汤药，非针灸之所及也。汤丸散酒，延年益寿；烧灸针刺，于身不利。

论云：疾有多种，所患不同，有虫癞、疥癞、风癞、金癞、木癞、水癞、火癞、土癞、酒癞、面癞，此皆作癞。

虫癞者，得即生疮，脓血溃烂，眉发堕落，三年烂坏，虫如马尾。此患难治，加药乃愈。

疥癞者，状如癣瘑，身体狂痒，十年成大患，加药乃愈。

风癞者，风从体入，或手足刺痛，风冷痹痴，不疗，二十年后成大患，加药乃愈。

金癞者，是天所为，负功德崇，初得眉落，三年食鼻，鼻柱崩倒难治，加药乃愈。

木癞者，初得先落眉睫，面目痒如复生疮，三年成大患，宜急治之，加药乃愈。

水癞者，先得水病因却留停，风触发动，落人眉须，宜急治之，经年病成，加药乃愈。

火癞者，先于身体生疮如火烧疮，或断人肢节，七年落眉睫，八年成大患，难治，加药乃愈。

土癞者，身体瘑如鸡子弹丸许，宜急治之，六年成大患，加药乃愈。

酒癞者，饮酒大醉，不觉卧黍穰中，经夜方起，遂即成疾，眉须堕落，速治可瘳。

面癞者，遍身有疮生虫，其虫形如面，举体艾白，此病难治，加药乃愈。

凡三十九种病，或面疱起，身体顽痹，不觉痛痒；或目丸失光；或言音粗重；或瞑瞳多睡；或从腰髋；或从足肿；种种不同，莫能识者，病非一般。或所得各异，若眉须堕落，皆由风冷，因湿得之。或因汗入水，冷气太过；或饮酒大醉，湿地而卧；或立当风冲，树下露坐；或房室过度，流汗极体，取冷风入五脏，遂成斯患。是故论出患之所根本，药之分剂，未来病者，按而用之，无有不愈。

浸汤方：

桃柳各十斤 莨菪 藜芦 乌头去皮 茵芋 丹参 楮叶 白羊膻 柏叶 穀皮 大黄 鬼扇 桑甲 藁本 枣叶 松叶 食茱萸各二斤 盐五升

右一十八味，细剉，纳大釜中，以水七斛，煎取汁四斛，去滓，纳槽中，令病者卧浸，旦至食时便出，日中时复入，日西复出，其汤常欲得暖，以自消息，出汤即用十种粉粉之，不得使风入，被覆温卧，使身汗流，病即瘥。若风多，可加药如左：

蒴藋 艾叶 瓜根 虎掌各三斤 菟丝 木防己 狐骨各五两 矾石二两 大盐一升 马牙硝三两

右一十味，捣筛为散，出汤用粉粉身，使风不入。诸癞病生疮、一切诸恶疮，止用粉粉之，立瘥矣。

又作酒法：

茵芋 乌头去皮 天雄去皮 附子去皮 蜀椒 防风 石楠 干姜 桂心 踯躅花 莽草 甘草各一两

右一十二味，㕮咀，绢袋盛之，清酒一斗渍之，春秋七日，夏五日，冬十日。一服三合，日三服，以知为度，不知渐增，禁如药法。

仙人黄灵先生用**天真百畏丸**治一切癞病，方：

淳酒二斗，以铜器中煮之减半，然后纳药 丹砂 水银 桂心 干姜 藜芦 乌头炮，去皮 蜀椒汗 菖蒲 柏子仁各一两

右一十味，捣筛为散，纳酒中讫，复下淳漆二升，搅令相得，可丸如梧子，作九百丸，日服一丸，日三，十日眉须生，三十日复本也。

九霄君治十种大癞不可名状者，服之病无不愈，方：

用三月庚寅日取蔓菁花四斤，阴干末之，五月辛酉日取两井水一斗，纳铜器中煎之令浓，然后纳。

桂心末 附子末炮，去皮 藜芦末各一两 干漆末四合 石榴末一升

右五味药，末，搅使相和，煎令成丸如弹丸大，服一丸即愈，若不瘥者，不过三四丸即愈，大验。此方出九霄君《守朴经》。

仙人治癞病神验方：

取松叶不问多少煮三五遍，令苦味尽，曝干，捣末如面，先食服二方寸匕，日三，渐增之或可至四两，随人多少至一斤。饥即服之，能愈万病，又益寿延年，杀三虫，食人五脏动发，若病难忍，四肢重不仁，妇人产后余疾，月水往来，不得续，男女少者药悉主之。

矾石酿酒方：

矾石烧 石膏 代赭 恒山 蜀椒去目闭口者，汗 远志去皮 狼毒 半夏洗 芒硝 礜石炼 玄参 麻黄去节 防风 桔梗 秦艽 石楠 石韦去毛 黄连 莽草 干地黄 凝水石 菟丝子 甘草炙，各一两 白石英一两半 杏仁二十枚，去皮尖，熬

右二十五味，捣筛盛韦囊中，以时曲三斤，米三斗，作酒，酒熟合药封之，冬十日，春七日，夏三日，秋五日，出药去滓，服酒如一鸡子，酒势尽复进之，所治无有不愈。日再，十日知，三十日愈，百日面白如桃李花色，耳目聪明，邪气荡除，去魂还复。服药当斋戒，有效验矣。

蹋曲疗冷第四

方六首

盐曲 主一切风冷气等万病，方：

曲末五升 盐末一升五合

右二味，熟捣，分作五袋，旦取二袋，炒令热，以薄袋各受一升，纳药于中，更递盛之，于室内卧，以脚蹋袋，以被覆之取汗，其药冷即易，初一日一夜，限以十度炒之，于后连日连夜数炒频蹋，不得暂停。其药既易，多无力，即弃之，别取新者。惟候遍体汗尽，其病方瘥。特须细心，多日久候汗尽乃止。末尽时，间数有闷乱，惟食香浆粥饭，特忌生冷。所

卧床上数白熟羊皮，刺风汗并尽，然后乃补之。三部脉微弱者勿用之。

补酒方：

石韦十两，去毛 石楠三两，炙 仙灵脾十四两 细辛五两

右四味，切，和以水一斗煎取二升，去滓，经宿澄杏仁一升，去皮尖及双仁，捣以水八升，研取汁煎取二升半，经一宿，以二汁合之，计得四升半，以干曲一斗五升，先以五加皮汁浸曲，停一宿，其次下石韦等汁，一时合和，以上黍米七升分为七酘，三日下酘，凡三十九日即熟，取麻子一升，净择炒令香熟，捣作末，以绢袋盛纳酒中，经三日，量力稍稍服之，以知为度。其补日与踏曲日等。尽补以来，大小便不得出屋，忌房室喜怒，若犯忌后发，难瘥，其无酒可补者，别补方如左：

羊肚肝肾心肺一具，以热汤净洗肚白，余脏皆生细切 牦牛酥 胡椒 荜菝各一两
豉心半升 葱白三握，去须，细切

右五味，合和，以水六升，缓火煎取三升，绞去滓，和脏等并余汁并纳肚中，以绳急系口，更别作绢袋一口稍小于羊肚煮之，若熟，乘热出，以刀子并绢袋刺作孔，沥取汁，空腹服令尽，余者任意分作羹粥食之，其无五藏，可得用羊骨以补之，其方如左：

生羊骨两具，打碎

右，以水一石，微火煎取三升，依食法，任意作羹粥食之，其不食肉者，以油面补之。方如左：

生乌麻油一升 浙粳米泔清汁一升

右二味，合和，微火煎尽泔清汁，惟有油在即止。停冷以用作食补，法如左：

以上油三合 盐汁七合

右二味，先以盐汁和油搅令咸淡得所，即用以溲面一升，依常法作馎饦，煮五六沸，漉出置冷水中，更漉出置盘上令干，后更一叶叶掷釜中，又煮如常法，十度煮之，面毒乃尽，以油随意多少和豉令味足，以浇食，大好。

内酿法，主妇人绝产及冷结气，宿食不消，男子五劳，方：

生地黄五升，细切，以水洗，漉干，捣取汁 曲末二升

右二味，合和，纳小瓮子中，密塞口勿泄，春夏秋三十日，冬埋入地三尺，四十九日出之。曝干，捣筛，以糯米作粥一升，以散二方寸匕和服之，日三，任意服之，不限时节，便以为常，食取饱足而已，更不得余食也。服尽以来，其病并瘥，七日后任如常食。

处千金翼方卷第二十二　飞炼

飞炼研煮钟乳及和草药服疗第一

炼钟乳法：

钟乳无问厚薄，但令颜色明净光泽者即堪入炼，惟黄赤二色不堪用。一斤置金银器中，可镇心益气，无者用瓷器亦得。大铛中著水，置乳器于水令没煮之。常令如鱼眼沸，水减更添，若薄乳三日三夜，若雁齿及厚肥乳管者七日七夜。候乳色变黄白即熟，如疑生，更煮满十日为佳。煮讫出金银器，其铛内水尽黄浊，弃之勿令人服，若服此水，便戟人咽喉，伤人肝肺，令人头疼，又令人下利。有犯者，啖猪肉即止。弃此黄汁，更著清水，还纳上件乳器煮之，半日许出之，其水犹清不变即止，乳无毒矣。

研钟乳法：

取所炼钟乳于瓷器中用玉槌捣令碎，著水研之，水尽更添，常令如稀泔状，乳细者皆浮在上，粗者沉在下，复绕槌研之易碎，满五日状如乳汁，至七八日其乳放白光，非常可爱。取少许置臂上拭之，状如捻书中白鱼滑，自然白光出，便以水浇之，不随水落便熟，若得水而落者即生，更须研之，以不落为度。熟已，澄取曝干，丸散任意服之。

崔尚书乳煎钟乳　主治积冷上气，坐卧不得，并疗风虚劳损，腰脚弱，补益充悦，强气力，方：

钟乳三两

右一味，研如面，以夹帛练袋盛稍宽容，紧系头，纳牛乳一大升中煎之，三分减一分即好。去袋空饮乳汁，不能顿服，分为再服亦得。若再服，即取晚间食消时服之，如能顿服，即平旦尽之。不吐不利，若稍虚冷人，即微下少鸭溏，亦无所苦。明旦又以一大升牛乳准前煎之，依法饵之。其袋子每煎讫即以少许冷水濯之，不然，气不通泄。如此三十度以上四十度以下即力尽，其袋中滓和面饲母鸡，取其生子食亦好，不然用浸药酒亦得。若有欲服白石英，并依此法。若患冷人即用酒煎，患热人即用水煎之。若用水及酒例须减半乃好，若用牛乳三分减一分，补益虚损无以加之，永不发动。忌食陈久败物，不可啖热面、猪、鱼、蒜等。

服钟乳酒方：

钟乳三两，取成炼上者

右一味，以无灰新熟清美酒一斗，于不津器中相和密封闭。冬七日，夏三日，空腹温服三合，日再，渐加之，以知为度，十五六日可尽，将息节食，忌如前法。

草钟乳丸方：

曹公方主五劳七伤，损肺气急，主疗丈夫衰老，阳气绝，手足冷，心中少气，髓虚腰疼脚痹，身烦口干不能食。服之安五脏，补肠胃，能息万病，下气消食，长肌和中，方：

钟乳二两，别研令细 菟丝子一两，酒浸一宿别捣 石斛一两 吴茱萸半两

右四味，别捣筛为末，炼蜜丸如梧子，空腹服七丸，日再，服之讫，行数百步，温清酒三合饮之，复行二三百步。口胸内热，热如定，即食干饭豆酱，过一日，食如常，暖将息，不得闻见尸秽等气，亦不用食粗臭陈恶食；初服七日不可为房事，过七日后任性，然亦不宜伤多。服过半剂觉有效，即相续服三剂，终身更无所患。多房者加雄蛾三十枚，若失精者加苁蓉三两。

服软生乳方此乳名为甲乳：

此乳力减者倍服之永不发，其乳长半寸以来，水浮者上。研依法令极细，即于仓米饭下蒸之。饭熟即止，任意服多少，一无禁忌，服乳者更不得服余石，当令人却致不和。

飞炼研煮五石及和草药服疗第二

方二十一首 论一首

服白石英方：

白石英上者无问多少

右一味，先以生绢袋盛，于七升米饭下甑中蒸四五遍，然后细捣，以密绢筛之，用玉槌研令细入肉者，澄取清水飞取粉，更以白练袋盛，急缝，面裹饭中蒸三遍。取猪脂一斤，水浸十日，日两度易水，赤脉尽则休，剥去薄膜，微火炼出，以白石英末和之，搅令相入，和酒服一匙，日二服。其飞石水，收取，用煮粳米粥，任性吃酒多少，每须觉有酒气为佳。

烧白石英方：

白石英一大两

右以坩土锅子盛石盖头，炭火烧之。先取一瓷器贮二升无灰酒，烧石令赤，即投酒中，待冷，任酒性多少饮之。好石可三两度乃弃之，安庭中。即云：吃十两，令人年七十气力可共三二十时无别。

白石英和金银人参煮服方：

白石英五大两　金十大两，上熟者，生者毒　银四大两　人参二大两，全用

右四味，取一铁釜，净洗，即下前药于釜中，先下水三大升，立一杖入釜中令至底，水所浸着处即刻记，至更下水二大斗七升，水通前计三大斗，煎之如鱼眼沸，渐减之杖所刻处，即停火，急取湿土置釜底，取其汁，贮以不津器中，金银石等漉出，收取其人参，随药汁细细吃之。其汁，每朝空腹服三大合，至暮服二大合，每服之后，随性饮多少酒，使药气行，欲作食饵亦任。忌仓米停滞陈臭之食，自外百无所忌。

石英和磁石浸酒服方：

白石英五大两，泽州者　磁石五大两，无毛、连针多者，十两亦得

右二味，各别捣令碎，各用两重帛练袋盛之，以好酒一斗置不津器中，挂药浸经六七日以后，每日饮三两杯，常令体中微有酒气，欲加牛膝、丹参、杜仲、生地黄、吴茱萸、黄耆等药者，各自量冷热及所患，并随所有者加之，仍随所加有忌者即禁之，余百无忌。中年以后，则须发变黑，腰疼耳聋悉瘥。其酒三五日后即渐添一二升，常令瓶满。所加草药，疑力尽者，任换之。经三四个月，疑石力稍微者，即更出捣碎，还以袋盛，经半年后即弃之。准前更合。

煮石英服方：

石英五大两，泽州者

右一味，打碎如小豆、荞麦许大，去细末，更于水中淘洗令净，重帛练袋盛之，以绳系头，取五大升清水，于不津铁铛中煮之，煮时石袋不用著铛底，恐沙石煎坏。先以一杖横铛口，挂石袋著杖上，去底二三分许，煮取一升，汁置碗中，经宿澄取清，平旦空腹顿服之。若以此汁煮稀粥服之亦佳。每服后可行三五百步，并饮三两盏清酒。又依前煮经二十度者，石即无力，可以布裹之，埋于南墙下深三尺，满百日又堪用，依前服之，然终不如新者。

服地黄石英酒作丸补益方神秘：

生地黄十大斤，十月采者，细切 石英五大两 无灰清酒二斗

右以坩土锅盛石英，烧令极赤，纳着酒中，去石，以地黄纳酒中浸之，经三日出之曝干，复纳酒中，以酒尽为度，惟留一升许汁，捣地黄为末，以一升残酒和末作丸，熟捣为佳，日二服，任食，以意消息。极押热补益，百无禁忌，亦不发动，秘之心腑矣。地黄取肥大者佳。

牛乳煮石英服方：

石英三大两，泽州者 牛乳一大升 水三大斗

右先下牛乳于铛中，即以生密绢四重作袋，盛石英，系头下着乳中，即勿令袋着底，以杖测之为记讫，然后下水，以炭火涓涓煎之，水尽乳在，还以前杖测之，至刻即休，出石袋，以水濯之，其乳以绵滤之，令暖调适，每朝空腹细细服之。若患冷气，宜加八颗荜茇和煎之，大善！或以乳煮粥吃亦佳。如是经二十日，服即停。大补益身心，服者乃自知之。

紫石汤 主心虚惊悸，寒热百病，令人肥健，方：

紫石英 白石英各十两 干姜 赤石脂 白石脂各三十两

右五味，皆完用，石英等各取一两，石脂等三味各取三两，以水三十升，微火煎取二升，宿勿食，分为四服，日三夜一服，至午时乃可食。日日依前秤取，以昨日滓仍置新药中，其煮乃至药尽常然，水数一准新药，水药皆尽讫，常添水煮滓服之，满四十日止。忌酒肉。药水皆大秤斗，取汁亦大升。服汤讫，即行住坐卧，令药力遍身百脉中行。若患大冷者，春秋各四十九日服之，冷疾退尽，极须澄清服之。

论曰：此汤补虚除癖冷，莫过于此，但能用之，有如反掌，恐后学者谓是常方，轻而侮之。若一剂得瘥则止，若伤多者，令人太热，复须冷药押之，宜审用之，未可轻也。

石英汁作姜豉服方：

白石英二大两　肥猪肉三斤

右以水八升，煮石英，取五升，量煮猪肉得烂熟为度，取猪肉汁下葱豉，切肉作姜豉食之，一剂可六七日，吃令尽。二两石英三度煮之：第一度全用；第二度中破；第三度捣碎煮之。每煮皆用帛练袋盛之。石经三煮即换新者，二月以前，八月以后，皆可作之。

猪肚煮石英服方：

白石英末，以绢袋重盛，缝却口　生地黄切　生姜细切　人参末，各二大两　猪肚一具，净，料理如食法　豉一抄　羊肉半斤，细切　葱白七茎，细切　新粳米一合　蜀椒四十九颗，去目、闭口者

右一十味药并石英袋，纳著猪肚中，急系口，勿使泄气及水入，以水二斗，煮取八升，即停，以药肚着盘上，使冷，然后破之，如热破恐汁流出，先出石袋讫，取煮肚汁将作羹服之。每年三度服，每服石英依旧，余药换之，分数一依初法。每服隔一两日，不用食木耳、竹笋。又人年四十以下服二大两，年四十五十乃至六十以上，加二两，常用。四月以后服之者，以石性重，服经两月后，石力若发，即接入秋气，石力下入五脏，腰肾得力，终无发理也。

石英饲牸牛取乳服方：

白石英大三斤，以上亦得

右一味，捣筛细研，经三两日研了，取一牸牛十岁以上养犊者，惟瘦甚佳，每日秤一大两石末和剉豆与服，经七日即得取乳。每日空腹热服一升，余者作粥，任意食之，百无所忌，以五月上旬起服大良。如急要，亦不待时节，终无发也。其牛粪粪地随意种菜，还供服乳人吃之，亦佳。

石英粪地种菜食方：

白石英五大斤，以下亦可

右一味，捣研末，如前，取粪地种枸杞、牛膝、豆菜等，食之大益人。

炼白石英方：

白石英五小两为一剂，取上党无瑕者佳

右一味，捣石英使碎，着研药钵中，以水浸石湿遍，不须多着水，即研令细如粉讫，更着水，使石上厚半寸许，搅之使浑，澄定，泻澄水于一净器中，余粗者乃更细研之，还以水如前法，以细为限。最下者，即是恶石，不堪用，弃之。总了，又更一遍飞之了，可着日中及物藉之，安热灰上即干，每以酒服二匕许。酒能使石，不用和余药。

服白石英粉方：

白石英任多少，莹净者

右研飞石如前，成粉讫，尝之不碜，捻之入肉者为细，不然，不堪服。以四两为一剂，取好白蜜和之，分为二十一丸，曝干，帛练袋盛之，每先食三五匙粳米粥，即含咽一丸令消细末，以嗽口咽之，服讫，须倍二十日将息。不得食臭秽。在长安日依此法服至春初，头痛额角如裂，即服两枣许紫雪立止。

耆婆大士治人五脏六腑内万病，及补益长年不老，方：

紫石英研一两日 白茯苓 麦门冬去心 防风 芍药 甘草炙，各七两

右六味，治择捣筛为散，麦门冬捣令如饴，和散更捣千杵，又纳少许蜜，更捣一千杵，令可丸如梧子，酒服七丸，日二服。服之一年，万病皆愈；二年骨髓满实；三年筋化为骨，肉变为筋，身轻目明，除风去冷，辟鬼神良；服之不绝，则寿年千岁，不老不衰而致神仙。然服忌慎：须持五戒、十善，行慈悲心，救护一切，乃可长生。此等六药应六时，合阳养阴，常须服之。已有疾病者，依检六味之药即合服之。检勘诸经，此六味之药相生如母子和也，服之，久久在人腹耳。

五石肾气丸 治诸虚劳亦与前同治，方：

白石英 紫石英 钟乳各十大分 赤石脂 禹余粮各二两半 薯蓣 远志去心 细辛 茯苓 菟丝子酒浸一宿 苁蓉 附子炮，去皮 干地黄 干姜 桂心各五分 海蛤 白术各七分 石斛一两半 五味子 山茱萸 人参 续断 杜仲炙 泽泻 蛇床子 桔

梗 牛膝 天门冬去心 鹿茸酒浸、炙 当归各三分 甘草半两, 炙

右三十一味, 捣筛为末, 炼蜜和丸如梧子大, 服五丸, 日二服, 稍加至三十丸, 以酒下佳。

五石乌头丸 治男子五劳七伤诸积冷、十二风痹、骨节沉重、四肢不举、食饮减少、羸瘦骨立、面目焦黑、时时或腹内雷鸣、膀胱常满、或下青黄、经时不止, 妇人产后恶血不尽, 腹内坚强, 诸劳少气, 百病间发, 或时阴肿, 或即脱肛及下出疼痛, 方:

钟乳研炼 紫石英研炼 白石英研炼 石硫黄研, 各二两半 黄芩 白薇 白术各三分 矾石二两, 烧 干地黄七分 芍药 附子炮, 各一两, 去皮 乌头十五枚, 炮, 去皮 吴茱萸二两半 蜀椒去目、闭口者, 汗 人参 细辛 白石脂 赤石脂 山茱萸 天雄炮, 去皮 芎䓖 麦门冬去心 前胡 半夏洗 龙骨 桂心各五分 远志十五枚, 去心 茯苓 黄连 当归 紫菀 禹余粮 云母粉 甘草炙, 各一两半

右三十四味, 捣筛为末, 炼蜜和丸如梧子大, 酒服十丸, 日三, 不知, 增之, 可至二十丸, 以心热为知力也。

三石肾气丸:

钟乳 白石英 赤石脂 禹余粮 海蛤并研, 炼, 各二两半 干地黄 石斛 白术各一两半 桔梗 五味子 寄生 山茱萸 杜仲炙 牛膝 泽泻 天门冬去心 蛇床子 当归各三两 人参 薯蓣 远志去心 细辛 菟丝子酒浸 茯苓 苁蓉 附子炮, 各一两, 去皮 干姜 桂心各五两 甘草半两, 炙 鹿茸二两, 炙

右三十味, 捣筛为末, 炼蜜和, 更捣二千杵, 丸如梧子, 酒服十五丸, 稍加至三十丸, 日二, 忌如药法。

五石更生散 治男子五劳七伤、虚羸着床, 医不能治, 服此无不愈。惟久病者服之; 其年少不识事, 不可妄服之; 明于治理, 能得药, 适可服之; 年三十勿服; 或肾冷、脱肛、阴肿, 服之尤妙, 方:

紫石英 白石英 赤石脂 钟乳 石硫黄 海蛤并研 防风 栝楼各二两半 白术七分 人参三两 桔梗 细辛 干姜 桂心各五分 附子炮, 三分, 去皮

右一十五味, 捣筛为散, 酒服方寸匕, 日二, 中间节量以意裁之。万无不起。发热烦闷, 可冷水洗面及手足身体, 亦可浑身洗。若热, 欲去石硫黄、赤石脂, 即名三石更生。一方言是寒食散, 方出何侯, 一两分作三

薄，日移一丈再服，二丈又服。

五石护命散 治虚劳百病，羸瘦，咳逆短气，骨间有热，四肢烦疼，或肠鸣，腹中绞痛，大小便不利，尿色赤黄，积时绕脐切痛急，眼眩冒闷，恶寒风痹，食饮不消，消渴呕逆，胸中胁下满，气不得息，周体浮肿，痹重不得屈伸，唇口青，手足逆，齿牙疼，产妇中风及大肠寒，年老目暗，恶风，头着巾帽，厚衣对火，腰脊痛，百病皆治，不可悉记，甚良。能久服则气力强壮，延年益寿，方：

紫石英取紫色，头如樗蒲者上 白石英取如箭镞者上 钟乳极白，乳色者上 石硫黄取干黄色，烧有灰者 赤石脂 海蛤 栝楼各二两半 干姜 白术各一两半 人参 桔梗 细辛各五分 防风 黑附子炮，去皮 桂心各三分

右一十五味，皆取真新好者，各异捣，筛已，乃出散，重二两为一剂，分三薄，净温淳酒服一薄，日移一丈，再服一薄，如此三薄尽，须臾以寒水洗手足，药力行者，痹，便自脱衣冷水极浴，药力尽行，周体凉了，心意开明，所患即瘥。羸困着床，皆不终日愈矣。人有强弱，有耐药。若人羸弱者，可先小食乃服药；若人强，不须食也。有至三剂药不行者。若病人有宿澼，宜先服硝石大黄丸下之，乃可服散，服药之后，宜牵劳。若羸着床不能行者，扶起行之，常当寒食、寒卧、寒衣，耐极寒益善。若寒药未发者，不可浴也，浴则矜寒，使药噤不发，令人战掉，当温酒饮之，起跳踊，春摩出力，温乃浴，解则止，勿过多也。又当数令食，无昼夜，一日可六七食，若失食饮，亦令人寒，从食则温矣。若老小上气及产妇卧不能起、头不去巾帽、厚衣对火者，服药之后便去衣巾，将冷如法，勿疑。虚人易治，与此药相宜；实人勿服也。此药虽良，令人气力兼倍，然其难将适。大要在善将息节度，专心候按，不可失意，当绝人事，惟久病着床，医所不治，患厌病，精意者乃可服耳。小病不能自劳者，必废失节度，慎勿服之。若伤寒，大下后乃可服之，便极饮冷水。若产妇中风，身体强痛，不得动摇者，便温酒服一剂，因以冷水浴取瘥。已浴之后，身有小痹，便以寒水浴使周遍，初得小冷，当小恶，得水之后，自当快之。当数食饮酒，于意复悄悄不可快者，当复冷水浴，以病甚者水略不去体也。若病偏在一处，偏烦、偏

热、偏冷、偏痹及眩，心腹满者，便以冷水逐洗于水下即可矣，如此尽昼夜洗，药力尽乃止。凡服此药不令人吐也，病痛皆自冷，若膈上满欲吐者，便哺少冷食，即安矣。服药之后，大便当变于常，或小青黑色，此药功耳，勿怪之。若大温欲吐不可禁者，当吐，不可令人极也，明旦当更服。若洗浴晚者，药必失势不行，则冷不可强也。凡洗浴太早，则药噤寒；太晚，则吐乱，不可失适。寒则出力乃温洗，吐则速令洗冷食，若以饥为寒者，食自温，常当将冷不可热向火，若误更衣卧即为逆。凡服此药，食皆须冷，惟酒令热。自从或一月而解，或二十日而解之，当饮酒令体中醺醺不绝，当以淳酒，若饮薄酒及白酒，令人变乱。若病癥瘕者，要当先下，乃可服药耳。

三石散 主风劳毒冷，补益诸病悉治之，方：

紫石英 钟乳 白石英并研，各五分 白术三两半 防风 桂心各一两半 牡蛎半两，熬 桔梗一两 细辛 茯苓 人参 附子去皮 栝楼 蜀椒汗，去目 杜仲炙 干姜各三两

右一十六味，捣五千杵，酒服方寸匕，日三，行百步。

更生散 治男子女人宿寒虚羸，胸胁逆满，手足烦热，四肢不仁，食饮损少，身体疾病，乍寒乍热，极者着床四五十年，服众药不瘥，此治万病，无不愈者。悉主之，方：

钟乳 白石英 海蛤各研 赤石脂 防风 栝楼各二两半 干姜 白术各一两半 桔梗 细辛各五分 人参 附子炮，去皮 桂心各三分

右一十三味，皆须新好州土者捣筛为散，囊盛四两，为八薄，温酒和服一薄，须臾起行，随力所往，还欲坐卧，随意着衣乃卧，适体中所便，食时乃冷，不得热食，只得大冷，忌食猪肉、羹、臛、汤、面，不得房室，诸禁忌之物皆不得食，服药后二十日复饮热食及房室，可渐随意，惟服药时不得耳。若头面中愦愦者，散发风中梳百余遍。一日三饮五合酒讫，日下晡渴，便饮酒啖脯饭，常令体中醺醺有酒势，手足烦热，可冷水洗之。加硫黄即邵斩散也。

服诸石药及寒食散已，违失节度，
发病疗之法合四十五条第三

论三首

论曰：服石丸散及酒，亦有单服异石者，既见未即有效，谓不得药力，至后发动之日，都不自疑是石，不肯作石法将息，乃作异治，多致其患。略述将息节度法如后：

一、或头痛欲裂者，由热食作癖故也。急下之，即瘥。

二、或恶食臭如死物气，由温食作癖故也。急下之，下不瘥，仍速冷食强行，瘥。

三、或两目欲脱者，由犯热在肝故也。急下之，自止。

四、或咽中痛，鼻塞，清涕出者，由衣厚近火故也。但脱衣当风，取冷石熨咽颡即止，不须洗之。

五、或腰痛欲折者，由衣厚体温故也。宜水洗石熨。

六、或大便难、腹中坚如盘蛇，由犯温积久，有干粪不去故也。宜消酥蜜膏适寒温调服一二升，津润腹中即下，若不可更下，乃止。

七、或头眩瞢欲蹶者，由衣厚犯热故也。宜针头，冷水洗，即止。

八、或淋下不得小便者，由坐久下温、乘骑下热入膀胱故也。但冷食饮冷水洗、熨以冷石三两度即止。若不止，可下之，不下，杀人。

九、或脚疼欲折者，由久坐下温故也。宜卧单床、行役、冷水洗，止。

十、或患寒头掉不自支任者，由食少，药气行于肌肤，五脏失守，百脉摇动，与正气竞故也。乃强饮热酒以和其脉，强食冷饭以定其脏，强行动以调其关节，强洗以宣其壅滞。酒行冲遍，关机调柔，则了了心明也。

十一、或腹胀欲死者，由久坐下热、衣温、失食、失洗、不行故也。宜冷水洗，当风取冷，即瘥。亦宜冷食。

十二、或失气不可禁止者，由犯热不时洗故也。但冷洗之即瘥。

十三、或心痛如刺者，由应食而不食、应洗而不洗、寒热相击、气结不通、聚在心中故也。宜任性，但饮热酒，令酒势得行，气息通达，气得已行，以冷水淹布手巾，着所苦处，温复易之，须臾自解，仍速冷食，能多为善。诸痛之中，心痛最恶，急宜速救之，惟热酒为善，起沉滞于血脉之中，故当任力自温，更以冷水洗，即瘥。

十四、或遗粪不自觉者，由下温热气上入胃腹故也。冷水洗即止。

十五、或气绝口噤不得开者，由冷热交竞故也。病者不自知，当须旁人救之。要以热酒灌之，咽中寒盛，酒入必还出，但频灌出复纳，乃至半日许，得酒下，瘥。不下必死。

十六、或食便吐出，不得安住者，由癖故也。急下之，不下杀人。

十七、或小便稠数者，由热食及啖诸热物饼、果肉之属故也。宜以冷水洗浴，少服栀子汤，瘥。

十八、或下部臭烂者，由坐荐厚下热故也。坐冷水中即止。

十九、或耳鸣如风声，又有汁出者，由自劳出力过度、房室不节、气上奔耳故也。但数数冷食，禁房室即瘥。

二十、或目痛如刺者，由热入胃肝奔眼故也。但数数冷食，清旦以小便洗之，三日即止。

二十一、或口中伤烂，舌强而燥，不得食味者，由食少谷气不足、药气积在胃管中故也。以栀子汤，三剂即止。

二十二、或脚趾间生疮者，由着履袜太温故也。当履冷地、冷水洗之，即止。

二十三、或手足偏痛，诸骨节解，身体发痈及疮结核者，由寝处久不自移徙、暴热偏并、聚在一处故也。若坚结极痛，甚者痈发，如觉便以冷水洗之，冷石熨之，饮热酒散极热，数日以冷水洗不绝，乃瘥。洗之无限，要瘥为期。若乃不瘥，取磨刀石如手许大，烧令赤，以投苦酒中，石自裂，细捣以冷水和涂之，日二三，止。

二十四、或嗜卧不能自觉者，由久坐热闷故也。急起，冷水洗，冷食，自瘥。

二十五、或夜不得眠者，由食少热在内故也。服栀子汤，冷食，止。

二十六、或饮酒不解，食不得下，乍寒乍热，不洗便热，洗之复又寒，甚者数十日，轻者数日，昼夜不得寝息，愁悲恚怒，惊悚恐惧，恍惚忘误者，由犯温积久，寝处失节，食热作癖内实，使热与药并行，寒热交竞故也，虽以法救之，终不解也。昔皇甫氏曾如此，对食垂涕，援刀欲自刭，未及得施，赖叔亲见迫，事不得行，退而自思，乃努力强食饮冷水洗，即止，祸不成矣。当困时举家亲知莫能救解，赖三兄士元披方得三黄汤令服，大便下即瘥。自此，常以救以急也。

二十七、或脱衣便寒，着衣便热者，由脱着之间无适故也。当小寒便着，小热便脱。又洗之则醒，勿忍，不依此者，便发病也。

二十八、或两腋下烂，由两臂相近故也。以物隔之，冷水洗之，冷石熨之，止。

二十九、或呕逆，咽中伤损，清血出者，由卧温食热故也。饮冷水，冷石熨咽，即止。

三十、或鼻中有气如断鸡子臭者，由热衣温食故也。但脱衣，冷食、冷水洗即止。

三十一、或齿龈肿，唇烂，牙疼，颊嚼者，由犯热不时解故也。但当对风张口，使冷水入咽颡，冷水漱口三度，叩齿三十六通，止。

三十二、或遍体患肿痛，不能自转徙者，由久停久息、久不饮酒，药气沉在皮肤之内，血脉不通故也。但饮热酒、冷水洗、自劳行，瘥。若极不能自行，使人扶强行，令肢节调柔乃止。虽行又不得令过，过则失度。热复洗之。要者，酒为佳。

三十三、或目暗无所见者，由饮食热、居处太温故也。但冷食、冷水洗、脱衣，目自明也。

三十四、或下痢如寒中者，由食饮犯热所致故也。人多疑是卒疾又滞癖作者，皆由犯热所为，慎勿疑也。速脱衣、冷食、饮热酒，即瘥。

三十五、或百节酸疼者，由厚衣被温故也。但卧单床薄被，着单故衣，瘥。虽冬寒常须散发受风，冷石熨，若犯此闷者，但缓衣带，冷浴，勿忍病而畏浴也。

三十六、或兢战恶寒，或发热如温疟者，由失食忍饥、失洗、不行，又由食臭秽故也。急冷食、冷水洗之，数行止。

三十七、或关节强直，不可屈伸者，由厚衣、坐久停息、不烦劳、药气不散，渐侵筋血故也。当任力自温，便以冷水洗，饮热酒，瘥。令行动出力，使劳发热，非厚衣近火，又仍不遍则失度，热复洗之。

三十八、或患食冷不可下者，由久食冷，口中不知味故也。当作白糜酒和酥，热食一两度，若热闷者，还冷食饮，止。

三十九、或伤寒温疟者，由犯热故也。亦可以常药治之，无咎。但勿服热药，伤寒、疟药皆除热破癖。不与寒食相妨，可通服也。

四十、或药发辄尸卧不识人者，由热气盛，食少不充，邪忤正性故也。但饮热酒，冷食，冷水洗，自勤劳，以水淹布巾盖头，温易之，仍自劳，瘥。

四十一、或肌肉坚如木石，不可屈伸者，由食热卧温作癖，久而不下，五脏隔闭，血脉不通故也。但下，须冷食、冷饮、冷水洗，自劳行，瘥。

四十二、或四肢面目皆浮肿者，由食温久不自劳，药与正气相隔故也。但饮热酒、冷饭，自劳行，洗浴，止。

四十三、或身肉痛楚，移转不在一处，如似游风者，由犯热故也。非是风。宜冷水洗、冷石熨，即止。

四十四、或寒热累日，张口吐舌，眼视高睛，不与人相当，日用水百余石洗浇不解者，由不能自劳行，饮冷酒食热故也。譬如暍人，心下更寒，以冷水救之愈剧者，气结成冰，得热熨饮则冰消气通，暍人乃解。药气聚心，乃更寒战，宜急饮热酒，令四肢通畅，然后以冷食、冷水洗之，即止。

四十五、或臂脚偏急痛，由久坐卧温处不移徙，热入腹附骨故也。当以冷水淹布巾以搏之，温即易之，不过三日，止。

右，凡服石之人有病，要先以解石法消息之。若不效者，始可用余方救之。前所列凡四十五条，原是服石丸散违失节度发病由状，亦有消息得瘥者。今之世人，多有单服钟乳、礜石、桃花石、紫石，亦有金和草药服之，此等虽非五石，亦是五石之例，至于将息慎忌，禁发动病由，消息损益亦同例。人既见单石而不称意，乃便轻之，惟以大散，及至发动，乃致困危。其服单石者，理宜将息，若违犯禁忌，但看病状与上微同者，依前法消息，必定痊除。

论曰：服石发动将息，事虽众多，指的而言者，要当违人理、反常性。可依易者将息，所谓六反、七急、八不可、三无疑。

言六反者：

重衣更寒一反、饥则生臭二反、极则自劳三反、温则滞痢四反、饮食欲寒五反、肿疮水洗六反。

言七急者：

当洗勿失时一急、当食勿忍饥二急、酒必清淳热三急、衣温便脱四急、食必须冷五急、食不患多六急、卧必底薄七急。

言八不可者：

冬寒欲火一不可、饮食欲热二不可、当疹自疑三不可、畏避风湿四不可、极不欲行五不可、饮食畏多六不可、居贪厚席七不可、所欲从意八不可。

言三无疑者：

务违常理一无疑、委心弃本二无疑、寝处必寒三无疑。

右，凡服石之人，若能依此六反、七急、八不可、三无疑者，虽不得终蠲此疾，复常无病，可以清旦暮之暴也。

解石及寒食散并下石第四

论一首 方六十九首

论曰：凡是五石散先名寒食散者，言此散宜寒食冷水洗取寒，唯酒欲清，热饮之，不尔，即百病生焉。服寒食散，但冷将息，即是解药热实大盛热，服三黄汤也。

治石发动上气，热实不解，心腹满，小便赤，大便赤，大便不利，痞逆冲胸，口中焦燥，目赤，方：

大黄一两 黄连 黄芩 芒硝 甘草炙，各二两

右五味，咬咀，以水五升煮取二升半，再服。凡用大黄、芒硝，临汤

熟纳之。

治石发热旧小三黄汤，杀石热胜前方，除实不及前，方：

大黄二两，一方一两 黄芩二两，一方一两 栀子十四枚，擘 豉三升，绵裹

右四味，㕮咀，以水六升，先煎药数沸后，纳豉，煮取二升，分二服，取瘥止。

治热，杀石，下气去实，兼发汗解肌，中风热气汤，方：

大黄三两 黄芩二两 栀子十四枚，擘 豉一升，绵裹 麻黄去节 甘草炙，各二两

右六味，㕮咀，以水九升，煮麻黄，去上沫，纳诸药，煮取四升，纳豉三沸，分三服。得下，止。

治虚石发，内有客热胸中痞，外有风湿不解，肌中急挛，**黄芩汤**方：

黄芩二两 栀子十四枚，擘 葱白一握 豉一升，绵裹

右四味，㕮咀，以水七升，煮豉三沸，去滓，纳诸药，煮取三升，分二服。不止，更为之。

治虚劳下焦有热，骨节疼痛，肌急内痞，小便不利，大便数而少，吸吸口燥少气，折石热，汤方：

大麻子五合，去皮 豉二升，绵裹

右二味，研麻子碎，以水四升，合煮，取一升五合，分三服，服三剂即止。

大黄汤 治石发烦热胀满，身生疮，年月深久治不瘥者，石虚热生疮，方：

大黄三两 麦门冬一两，去心 栀子十四枚，擘 黄芩 芒硝 甘草炙，各二两

右六味，㕮咀，以水七升，煮取二升五合，分为五服，得下止。

治石发热，热结生肿坚起，始作肿，宜下之，**升麻汤**方：

升麻 枳实炙 芍药 大黄各二两 当归 黄芩各一两

右六味，㕮咀，以水八升，煮取二升，分三服，得下肿消，止。热甚，倍加黄芩。一方有甘草一两。

治石发热盛，变作痈肿，初欲成，急治之，方：

石燕子七枚

右一味，以水三大升，煮之取二升，数用淋洗之，以瘥为度。

治石发头痛，胸胀满，或寒或热，手足冷，或口噤，或口烂生疮、干燥，恶闻食气，**前胡汤**方：

前胡 芍药 黄芩 大黄 甘草_炙，各二两 大枣二十枚，擘

右六味，㕮咀，以水八升，煮取二升五合，分三服。若心胁坚满，加茯苓三两；胸满塞，加枳实一大两，炙；连吐、胸中冷、不饮食，加生姜三两；胃虚口燥，加麦门冬三两，去心。凡欲加药者，则加水一升。

治石发，身如火烧，**靳邵黄芩汤**方：

黄芩 枳实_炙，各二两 栀子十四枚，擘 栝楼 厚朴_炙 芍药 甘草_炙，各一两

右七味，㕮咀，以水七升，煮取二升五合，分三服。

治石毒，或十年二十年三十年而发者；或憻憻如寒，或饮食，或不欲食，若服紫石英发毒者；热闷昏昏喜卧，起止无气力，或寒，皆腑气所生，脏气不和，礜石发热者，燥而战；石硫黄发热者郁郁，如热极者身并破裂，**华佗荠苨汤**方：

荠苨_{四两} 茯苓_{一两} 蔓菁子_{一升} 芍药 人参 蓝子 黄芩 甘草_炙，各一两

右八味，㕮咀，以水一升，煮蔓菁子，取八升，去滓，纳诸药，煮取二升五合，分三服。若虚弱者，倍人参，减黄芩；若气上，倍茯苓，加荠苨一两。《外台秘要》：黄芩、芍药各二两，无人参。

治桃花石发，即心噤，身壮热，头痛，觉者温清酒饮之随多少，酒热行即瘥。亦可服大麦麨，不解。服此**麦奴汤**，方_{大麦麨见第十七卷中}：

大麦奴_{叶是，阴干} 麦门冬_{去心}，各四两 桂心_{三两} 葱白八茎，勿使叶 人参_{一两} 甘草_{炙，二两}

右六味，㕮咀，以水八升，煮取三升，去滓，分温三服。若无麦奴，以麦三升净淘洗，先煮使熟，去滓，添水满八升，然后纳诸药，煮取三升，分三服。

治一切杂石发动方：

麦门冬_{去心} 人参各三两 甘草_{一两，炙}

右三味，捣筛为末，炼蜜和丸如弹丸，一服三丸。忌如前法。

治心胸肝热方：

人参 黄芩各二两 栀子十枚，擘 麦门冬_{去心} 桂心 甘草_炙，各一两

右六味，切，以水六升，煮取二升，分三服。

治热折石，**皇甫栀子汤**方：

栀子十四枚，擘 黄芩二两半 豉一升，绵裹

右三味，㕮咀，以水六升，煮取三升，去滓，纳豉煮取二升，分二服。

治石发烦热胀满，身体生疮，年月久远者，兼治诸药乳石发动，方：

麻黄去节 甘草炙，各一两

右二味，㕮咀，以水二升，煮取半升，纳清酒五合，煎取一升。其患者先须火边炙令热彻欲汗，因即热服之，令尽，温覆卧。须臾大汗出，即瘥。

治一切石热发，方：

但饮淳美热清酒，冷食，自劳，冷洗，瘥。

治乳石痢及常服压石方：

取好豉炒令黄香，待冷捣筛，心未熟更炒，待冷还捣，若心熟皮即焦苦，所以须再炒。日别空腹再服二大匙，以冷水服之佳。

治石痢方：

淡煮真好茶汁，服二三升，重者三服，轻者一二服，即瘥。

解散石发动，诸药不治，单服酒豉，方：

清美酒一升 好豉五合，绵裹

右二味，和煮三五沸，热饮一升使尽，大良。

治一切石发单方：

捣生冬瓜汁三升，分为三服。

治杂石发单方：

煮葱白汁服亦解。

单煮枸杞白皮汁服亦解。

单煮胡荽汁服亦解，冬煮根饮之。

单煮荠苨汁饮亦解。

解散热渴最良方：

葱白不过一斤，胡荽、荠苨、枸杞不越半斤，皆单煮，取汁饮之。

又单煮犬肉汁服，解大散，良。

猪膏汤 解大散方：

猪膏一两，烊之 豉一升，绵裹

右二味，以水三升煮豉，取汁一升，纳猪膏，服七合，日三服。

石人饮宜清冷，不宜热。热即气壅痞石，惟酒一种须热也。

若为食仓米臭肉动乳者，必须葱豉汤细细服之，可立五六度，即瘥。

若食饮损者，于葱豉汤中纳当归一两煮之，去滓，分温三服，便瘥。仍未除者，可作后**芦根汤**服之，方：

芦根 地榆 五加皮各一两

右三味，㕮咀，以水三升，煮取一升，去滓，一服即瘥。此汤力快，小可者不须服之。

若得四时节气冷热不调动乳者，皆是寒热所致，其状似疟，久久不疗，令人陨命，纵服诸药，必终不瘥，必须作**生熟汤**以浴之，方：

以大器盛汤，若大热，投少冷水，即入汤中坐勿动，须臾百节开，寒热之气皆从毛孔中出，变作流汗。若心中热闷者，还服少许热汤即定，良久乃出汤，便厚衣覆盖卧，豁然觉醒平复。如患大重者，不过三二度，即瘥。

人参汤 解散数发动，烦闷呕逆。

人参 白术 栝楼 甘草炙，各二两 黄芩一两

右五味，㕮咀，以水七升，煮取二升，去滓，分为三服，温温服。

治服石及散发背痈疽，方：

取乌豆二升，水六升，煮令稀稠如薄饧，量减取三大合，匙抄细细纳患人口中，审听腹中作声，如欲利即停，须臾必利，利后即瘥。忌热食、陈臭等。

治石气发身，体微肿，面上疮出，方：

紫雪汤成下 黄芩各二两 萎蕤 升麻各一两半 栀子十枚，擘 犀角屑 甘草炙，各一两

右七味，㕮咀，以水五升煮取一升八合，绞去滓，纳紫雪，分温三服，每服如人行六七里，又服，利三行为度，仍用后方涂疮。忌热面、猪

肉、海藻等。

治石热，面上生疮方：

取寒水石，以冷水于白瓷缸中研令汁浓，将涂疮干，即点之，勿令停。

治诸石发动，口干，寒热似鬼神病，方：

麦门冬五两。去心 大黄 苦参各等分 萎蕤 栀子擘 五加皮 黄芩 生犀屑 芍药 升麻各一两 大青 甘草炙，各三分

右一十二味，捣筛为末，炼蜜和丸如梧子，每食讫少时，以蜜水服十四丸，渐稍加至二十丸，以意加减。忌诸热食及海藻、猪、鱼、炙肉、蒜、面等。

治石等毒发热困苦方：

猪脂成炼 葱白切，各五合 芒硝一两 豉一两半

右四味，以水二升，煮葱豉，取一升五合，绞去滓，下猪脂、芒硝，分温三服，每服如人行三四里，进一服，快利为度。忌热面及炙肉、蒜、粘食、陈臭等物。

麻黄汤 治石发困不可解者，方：

麻黄二两，去节 栀子十四枚，擘 香豉一升 甘草一两，炙

右四味，㕮咀，以酒五升渍一宿，加水二升，煮取三升一合，分三服，忌如药法。

又方：

大黄别浸 黄芩 甘草各二两，炙

右三味，㕮咀，以水五升，煮取二升，分温三服。

治金石发热及诸热**朴硝丸**方：

朴硝成炼者一斤

右一味，研令成粉，以白蜜和调作丸如梧子，每食讫，以蜜水服三十九。服金石经年以来，觉身中少热，即以丸压之，每至夜欲卧时，服三十或至四十丸，取胸膈凉冷为度。此用之极有效。若有时患及发者，即取一大匙粉，和水服之，空腹服之得一两行利即瘥；如不利，加服之，以利为度。凡朴硝取不着风者，黄者杀人，赤者伤人，白者为佳。

又方：

是药冷热俱治押石，主大秘涩：凡朴硝煮葵子汁和服一大两半，有芒硝者，亦疗暴赤眼，用水服，孩子量之。

治女子先因月经不通，研生石服，即今见患胸胁热冲头面，腰胯冷极，宜服此，方：

茯苓 萎蕤 大黄别浸 生姜各二两，切 大枣七枚，擘 石膏六两，碎，绵裹 芍药 黄芩 人参 芒硝 甘草炙，各二两

右一十一味，切，以水一斗，煮取二升八合，去滓，分三服，每服相去如人行十里，又进之，快利，五行以来，病即瘥。忌生冷、热面、猪、鱼、蒜等。

治石发动，心胸热毒，**萎蕤汤**方：

葳蕤 黄芩 干姜 生姜各二两，切 豉一大合，绵裹 芍药 升麻 黄连 柴胡各二两 栀子七枚，擘 石膏八两，碎 芒硝四两

右一十二味，㕮咀，以水一斗五升，先煮石膏，减一升，次下诸药，煮取二升八合，去滓，下芒硝，搅令散，分温三服，每服相去如人行十里，进之，利五六行，当自止。忌如前。

治石发热困苦，宜下石，方：

露蜂房一升，炙

右一味，切，以水三升，煮取一升，一服五六合，日二服，石从小便下如细沙，尽停。无所忌。

又下石方：

萎蕤 升麻 茅苨 人参各七两 大黄三两 黄芩 葛根 紫草各八两 犀角十一两，屑 栀子二七枚，擘 芒硝二两 银屑四两，研 猪脂十三两，腊月者 露蜂房十两 玄参 甘草炙，各四两

右一十六味，切，以无灰酒八斗渍，经十日，其猪脂用酒一升煎炼取三两，脂与银屑和研，纳药中，每日空腹服之，量力多少。忌热面、炙肉、海藻、蒜等。

治发背，**竹叶黄耆汤**方：

淡竹叶 黄芩 前胡 生姜各四两，切 芍药三两 小麦三升 黄耆 茯苓 枳实

炙 麦门冬去心 栀子各三两，擘 大枣十四枚，擘 芎䓖 知母 干地黄 人参 石膏碎 升麻 甘草炙，各二两

右一十九味，㕮咀，以水一斗六升，先煮竹叶，小麦取一斗二升，去竹叶、麦，纳诸药，煮取四升，一服一升，日三夜一。

治男子痈，始欲发背，不甚，往来寒热，**竹叶黄耆汤**方：

淡竹叶 小麦各三升 黄耆 升麻 干地黄 芍药 当归 通草 知母各三两 大枣十八枚，擘 黄芩一两半 生姜五两，切 茯苓 芎䓖 前胡 枳实炙 麦门冬去心 甘草炙，各二两

右一十八味，㕮咀，以水一斗七升，先煮竹叶、小麦，取一斗二升，去滓，纳诸药，煮取四升，分温五服，日三夜二。忌如药法。

治痈发背，诸客热肿始作，**竹叶汤**方：

淡竹叶 小麦各三升 生姜六两，切 大枣十四枚，擘 茯苓 麦门冬去心 枳实炙 芍药 人参各二两 黄耆 前胡 干地黄 升麻 射干 黄芩 芎䓖 甘草炙，各三两

右一十七味，㕮咀，以水一斗七升，先煮竹叶、小麦取一斗二升，去滓，纳诸药，煮取四升，分五服。若热盛秘涩不通者，加大黄二两；已下，勿加也。

治患大热体盛发痈，或在于背，或在阴处，**生地黄汤**方：

生地黄八两 竹叶三升 小麦二升 栝楼四两 大黄五两 人参 当归各一两 黄耆 黄芩 通草 升麻 芍药 前胡 茯苓 甘草炙，各二两

右一十五味，㕮咀，以水二升，煮竹叶、小麦，取一斗二升，去滓，纳诸药，煮取四升，分四服，日三夜一。不愈，常服。

治发背**黄耆汤**方：

黄耆 黄芩 麦门冬去心 远志各二两，去心 大枣二十枚，擘 人参 芎䓖 干地黄 芍药 当归各一两 生姜五两，切 桑螵蛸十四枚，炙 鸡脯胵二具

右一十三味，㕮咀，以水一斗，先煮鸡脯胵，令熟可食，去之，纳诸药，更煮取四升五合，分服九合，日三夜一。

治发背**黄耆汤**方：

黄耆 麦门冬去心 芍药 黄芩 人参 甘草炙，各三两 石膏碎 当归各二两半

夏四两，洗　生姜五两，切　生地黄半斤　大枣三十枚，擘　淡竹叶切，二升

右一十三味，㕮咀，以水一斗，先煮竹叶，取九升，去竹叶，纳诸药更煮取三升，分四服，如人行二十里又服，良久，进粥，消又进，消息。

治痈疽发背，**黄耆竹叶汤**方：

黄耆　甘草炙，各一两　黄芩　芍药　麦门冬各二两　当归　人参　石膏　芎䓖　半夏各二两　生姜五两　生地黄八两　大枣三十枚　淡竹叶一握

右一十三味，㕮咀，以水一斗五升，先煮竹叶，令减五升，去竹叶，纳诸药，煮取三升五合，分四服，日三夜一。

治痈肿发背，**竹叶汤**方：

竹叶切，五升　小麦　生姜五两，切　桂心一两半　大枣二十枚，擘芍药　干地黄各三两　茯苓　升麻　当归　甘草炙，各二两

右一十一味，㕮咀，以水一斗七升，煮小麦、竹叶，取一斗一升，去竹叶，纳诸药，煮取三升五合，分四服，如人行七八里，再服。

治男子发背，胁结块气，或经一月苦寒热，**枳实汤**方：

枳实炙　芍药　干地黄　前胡　黄芩　通草各三两　知母　芎䓖　细辛　茯苓　黄耆　人参　甘草炙，各二两

右一十三味，㕮咀，以水一斗一升，煮取三升五合，去滓，分四服。

治发背，虚热大盛，肿热侵进不住，**内补汤**方：

干地黄四两　升麻　当归　人参各一两　生姜五两，切　麦门冬去心　芍药各三两　大枣二十枚，擘　远志去心　茯苓　大黄　黄芩　黄耆各二两

右一十三味，㕮咀，以水一斗三升，煮取五升，去滓，分为五服。

生地黄汤　治发背，方：

生地黄八两　黄耆　黄芩　茯苓各三两　大枣二十枚，擘　芎䓖一两　淡竹叶二升，切　芍药　人参　当归　通草　甘草炙，各二两

右一十二味，㕮咀，以水三斗，先煮竹叶，取一斗五升，去滓，纳诸药，煮取四升，去滓，分五服。

治发背痈，已服生地黄汤，取利后服此方：

黄耆　芍药　干地黄　栝楼各三两　小麦一升　黄芩　柴胡　麦门冬去心　远志去心　升麻各二两　当归一两　淡竹叶切，四升　大枣十四枚，擘

右一十三味，㕮咀，以水一斗八升，先煮竹叶、小麦，取一斗，去滓，纳诸药，煮取三升，去滓，分三服，日三。

治痈疽近肺腧，此多虚，故不宜用大黄，若欲得下，但其间数服此方：

黄芩 前胡 栝楼 芍药 麦门冬去心 知母各三两 干地黄四两 淡竹叶三升 小麦二升 黄耆 升麻 甘草炙，各二两

右一十二味，㕮咀，以水一斗八升，先煮竹叶、小麦，取一斗，去滓，纳诸药，煮取四升，去滓，分为四服，日三夜一。

治背脊痈疽，举身壮热，已行薄贴，此方数用有验，**连翘汤**方：

连翘 漏芦 射干 白蔹 升麻 栀子擘 芍药 羚羊角屑 黄芩各三两 生地黄八两 寒水石五两，碎 甘草二两，炙

右一十二味，㕮咀，以水一斗，煮取四升，去滓，分四服。

治大虚客热，发背上苦牵痛，微有肿，肿气来去，**黄耆汤**方：

黄耆 干姜 当归 桂心各二两 大枣二十枚，擘 麦门冬去心 芍药各三两 半夏四两，洗 生姜五两，切 人参 芎䓖 甘草炙，各一两

右一十二味，㕮咀，以水一斗二升，煮取四升，去滓，分五服，日三夜二。

治痈发背及在诸处，**竹叶黄耆汤**方：

竹叶切，四升 黄耆 芍药各三两 当归一两 大黄一两半 升麻 黄芩 前胡 知母 麦门冬去心 甘草炙，各二两

右一十一味，㕮咀，以水一斗七升，煮竹叶取九升，去滓，下诸药，煮取二升八合，分三服。利两三行，佳也。

治痈发背，**内补芍药汤**方：

芍药 干地黄 桂心各二两 当归三两 生姜四两，切 黄耆五两 茯苓三两 人参 麦门冬去心 甘草炙，各一两

右一十味，㕮咀，以水一斗，煮取三升，分三服。

治发背肿即验，**前胡建中汤**方：

前胡三两 生姜切 茯苓 黄芩各五两 桂心一两 人参一两半 当归 芍药 半夏汤洗三十遍 甘草炙，各二两

右一十一味，㕮咀，以水一斗，煮取四升，分四服。

治痈发背，**漏芦汤**方：

漏芦 白蔹 黄芩 芍药 枳实炙 白薇 甘草炙，各二两 大黄别浸 麻黄去节 升麻各三两

右一十味，㕮咀，以水一斗，先煮麻黄，去上沫，然后下诸药，煮取三升，分三服。

治男子背上发肿，时觉牵痛，**内补黄耆汤**方：

黄耆 当归各二两 干地黄 麦门冬各三两 生姜五两，切 大枣十四枚，擘 芍药 芎䓖 人参 甘草炙，各一两

右一十味，㕮咀，以水一斗，煮取三升五合，分服七合，日三。

治发背，**黄耆汤**方：

黄耆 干地黄 茯苓各四两 大枣十五枚，擘 芍药三两 生姜二两，切 当归二两半 人参 甘草炙，各一两半

右九味，㕮咀，以水一斗二升，煮取四升，分四服，日三夜一。加黄芩二两，佳。

治肿疮发背，**芍药甘草汤**方：

芍药 干地黄 黄耆各三两 甘草炙，一两半 人参一两 茯苓 麦门冬去心 生姜各二两，切

右八味，㕮咀，以水八升，煮取二升五合，分三服。

治毒肿发背，**黄耆汤**方：

黄耆 白蔹 玄参 黄芩 大黄 甘草炙，各二两 竹叶切，一升

右七味，㕮咀，以水九升，煮取三升，分三服，一日令尽。忌猪肉。

治痈肿始觉即令消，其肿五色，并为发背痛欲死，肿上加灸不瘥，腹内虚闷，**麦门冬汤**方：

麦门冬去心，二两 升麻 葛根各三两 丁香一两半 零陵香 藿香各一两

右六味，㕮咀，以水七升，煮取二升五合，分三服。

治发背，初欲作肿及痈，便服此方：

大黄别浸 黄芩 甘草炙，各三两 升麻二两 栀子一百枚，取仁

右五味，㕮咀，以水九升，煮取三升五合，去滓，分三服，得快下数

行利便止，不下，更作。

治发背肿如杏核，**鸡子青木香汤**方：

青木香 麻黄去节，各二两 升麻三两

右三味，㕮咀，以水六升，煮取二升，去滓，分三服，一日令尽。暖卧取微汗，避风，以粉粉身。

治痈发背，**升麻汤**方：

升麻三两

右一味，㕮咀，以水三升，煮取一升，分三服。昔何道静母在建安，夜得发背。至晓半臂黑，上热如火，嘘吸烦闷，时无三两升麻，唯一两，以水三升，煮得一升，如上法，一服觉如小宽，再服热瘥，乃得眠。至暮服尽转佳。明日视背色还复，遂愈也。

千金翼方卷第二十三　疮痈上

黄父相痈疽论第一

九江《黄父相痈疽论》黄帝问于岐伯曰：余闻肠胃受谷，上焦出气，以温分肉而养骨节，通腠理。中焦出气如雾，上注溪谷而渗孙脉，津液和调，变化赤而为血，血和则孙脉先满，乃注于络脉；络脉皆盈，乃注于经脉。阴阳已张，因息乃行，行有纲纪，周有道理，与天合同，不得休止。切而调之，从虚去实，泻则不足，疾则气减，留之先后，从实去虚，补则有余，血气已调，形神乃持。余已知血气之平与不平，未知痈疽之所从生，成败之时，死生之期，或有远近，何以度之，可得闻乎？岐伯曰：经脉流行不止，与天同度，与地合纪，故天宿失度，日月薄蚀，地经失纪，水道流溢，草芦不成，五谷不植，径路不通，民不往来，巷聚邑居，别离异处。血气犹然，请言其故。夫血脉荣卫周流不休，上应星宿，下应经数，寒气客于经络之中则血泣，血泣则不通，不通则卫气归之不得复反，故痈肿也。寒气化为热，热胜则肉腐，肉腐则为脓，脓不泻则烂筋，筋烂则伤骨，骨伤则髓消。不当骨空，骨空不得泄泻，则筋骨枯虚，枯虚则筋骨肌肉不相营—作亲，经脉败漏，熏于五脏，脏伤，故死矣。

诊痈疽发起处第二

方一首

黄帝曰：愿尽闻痈疽之形与忌日名。岐伯曰：略说痈疽极者有十八种。

痈发于嗌中，名曰猛疽。不急治则化为脓，脓不泻塞咽，半日而死。

其化为脓者，脓泻已则含豕膏，无食，三日已。一云无冷食。

发于颈，名曰夭疽。其疽大而赤黑，不急治则热气下入渊腋，前伤任脉，内熏肝肺，则十余日而死。

阳气大发，消脑流项，名曰脑烁疽。其色不乐一作除，项痛如刺以针，心烦者死不可治。

发于肩及臑名曰疵疽，其状赤黑，不急治，此令人汗出至足，不害五脏，发四五日逆焫之。逆一作遥。

发于腋下赤坚者，名曰朱疽，治之用砭石，欲细而长，疏启之，涂以豚膏，六日已，勿衰。其疽坚而不溃者，为马刀挟婴，急治之。衰，一作裹。

发于胸，名曰井疽。其状如大豆，三四日起不早治，下入腹中，不治七日死。

发于膺，名曰甘疽，其状如穀实瓜楼，常苦寒热，急治之，去其寒热，不治十岁死，死后脓自出。

发于胁，名曰改訾。改訾者女子之病也，久之其状大痈脓，其中乃有生肉，大如赤小豆，治之方：剉连翘草及根各一斗，以水一斗六升煮取二升，即强饮。厚衣坐釜上，令汗出足已。

发于股胻，名曰股脱疽，其状不甚变色，痈脓内搏于骨，不急治，三十日死。

发于股阴，名曰赤弛。不急治六十日死。在两股内者，不治，六日死。

发于尻，名曰锐疽，其状赤坚大，急治之，不治三十日死。

发于膝，名曰疵疽，其状大痈，色不变，寒热而坚，勿石之，石之即死，须其色异柔，乃石之，生也。

诸痈发于节而相应者，不可治也。

发于阳者百日死。

发于阴者三十日死。一云四十日死。

发于胫，名曰兔啮，其状如赤豆，至骨，不急治，杀人。

发于踝，名曰走缓，其状色不变，数石其输而止其寒热，不死。

发于足上下，名曰四淫，其状大痈，不急治，百日死。

发于足旁，名曰疬疽，其状不大，初从小指发，急治之，去其黑者。不消辄益，不治，百日死。

发于足指，名曰脱疽，其状赤黑则死，不赤黑不死，治之不衰，急斩去之，活也；不斩去者，死。

黄帝曰：夫子言痈疽，何以别之？岐伯曰：荣气稽留于经脉之中，则血泣而不行，不行则卫气归之，归之而不通，壅遏不得行，故曰热。大热不止，热胜则肉腐，肉腐则为脓。然不能陷肌肤于骨髓，骨髓不为焦枯，五脏不为伤，故命曰痈。何谓疽？答曰：热气纯盛，下陷肌肤筋髓骨肉，内连五脏，血气竭尽。当其痈下，筋骨良肉皆无余，故命曰疽。疽者其上皮夭瘀以坚，如牛领之皮；痈者，其上皮薄以泽：此其候也。帝曰：善。

帝曰：有疽死者奈何？岐伯曰：身有五部，伏菟一，腓二一云腨，背三，五脏之输四，项五。五部有疽，死也。

帝曰：身形应九宫奈何？岐伯曰：请言身形应九野。左足应立春，其日戊寅己丑。左胸应春，分其日己卯。左手应立夏，其日戊辰己巳。膺喉头首应夏至，其日丙午。右手应立秋，其日戊申己未。右胸应秋分，其日辛酉。右足应立冬，其日戊戌己亥。腰尻下穷应冬至，其日壬子。六府及膈下二脏应中州，大禁太一所在之日及诸戊己也。凡候此九者，善候八正所在之处，所主左右上下身体有痈肿者欲治之。无以其所值之日溃治之，是谓天忌日也。

凡五子日夜半，五丑日鸡鸣，五寅日平旦，五卯日日出，五辰日食时，五巳日禺中，五午日日中，五未日日昳，五申日晡时，五酉日日入，五戌日黄昏，五亥日人定。

右以此日时遇疾发痈者，不起也。

候痈疽色法第三

论曰：夫痈疽初发如微，人多不以为急，此实奇患，唯宜速治之，治之不速，病成难救。以此致祸，能不痛哉！且述所怀，以悟后贤。谨按《黄父痈疽论》论痈所著缓急之处，死生之期如左：

发皮肉，浅肿高而赤，贴即消，不治亦愈。

发筋肉，深肿下而坚，其色或青黄或白黑，或复微热而赤，宜急治之，成消中，半。

发附骨者，或未觉肉色已殃，已殃者痈疽之甚也。

发背外，皮薄为痈，皮厚为疽，如此者多见先兆，宜急治之。皮坚甚大者，多致祸也。

夫痈坏后有恶肉者，当以猪蹄汤洗去秽，次敷食肉膏散，恶肉尽，乃敷生肉膏散，及摩四边，令善肉速生。当绝房室，慎风冷，勿自劳动，须筋脉平复乃可任意耳。不尔，新肉易伤，伤则重溃，发则祸至，慎之慎之！

诊知是痈疽法第四

痈疽之发，未辨是非，饥渴为始。始发之时，或发白疽，或似小疖，或复大痛，或复小痛，或发米粒大白脓子，皆是微候，宜善察之。欲知是非，重按其处，是即便隐痛，复按四边，比方得失审实之，是即灸。第一便灸其上二三百壮，又灸四边一二百壮，小者灸四边，中者灸六处，大者灸八处，壮数不虑多也。亦应即薄贴，令得即消。内须服解毒冷药，令毒气出外。外须薄贴热药，法当疮开其口，令泄热气故也。

诊痈疽有脓法第五

凡痈按之大坚者未有脓，半坚半软者半有脓，当上薄者都有脓。有脓便可破之，不尔，侵食筋骨也。

破之法，应在下逆上破之，令脓易出，用铍针，脓深难见，肉厚而生者，用火针；若不别有脓者，可当其上数按之，内便隐痛殃，坚者未有脓。泄去热气。不尔，长速则不良。

候人年得疽法第六

岐伯曰：赤疽发于额，不泻，十余日死。可刺也。其脓赤多血死，未有脓可治。人年二十五、三十一、六十、九十五人神在额，不可见血，见者死。

杼疽发项若两耳下，不泻，十六日死。其六日可刺，其色黑见脓而痈者死不可治。人年十九、二十三、三十五、四十九、五十一、五十五、六十一、八十七、九十九，神在两耳下，不可见血，见者死。

蜂疽发背，起心腧若肩髃，二十日不泻，死。其八日可刺也，其色赤黑脓见者死不治。人年六岁、十八、二十四、三十五、五十六、六十七、七十二、九十八，神在肩不可见血，见者死。

刺疽发肺腧若肝腧，不泻，二十日死。其八日可刺，发而赤，其上肉如椒子者死不可治。人年十九、二十五、三十三、四十九、五十七、六十八、七十三、八十一、九十七，神在背，不可见血，见者死。

侠荣疽发胁起若两肘头，二十五日不泻，死。其九日可刺，发赤白间，其脓多白而无赤，可治。年十六、二十六、三十二、四十八、五十八、六十四、八十、九十六，神在胁不可见血，见者死。

勇疽发股，起太阴若伏兔，二十五日不泻，死。其十日可刺，发青脓赤黑者死。白者尚可治。年十一、十五、二十、三十一、四十三、四十六、五十九、六十三、七十五、九十一，神在尻尾，不可见血，见者死。

标叔疽发背，热同同，耳聋，后六十日肿如水状，如此可刺之，但出水后乃有血，血出即除也。年五十七、六十五、七十三、八十、九十七，神在背不可见血，见者死。

旁疽发足跌若足下，三十日不泻，死。其十二日可刺。发赤白脓而不大多，其上痒赤黑，死不可治。年十三、二十九、三十五、六十一、

七十三、九十三，神在足，不可见血，见者死。

相五色疽死生法第七

禽疽发如疹者数十处，一云四日肿，食饮疼痛，其状若变，十日可刺，其内发方根寒，齿如噤俞若坐，如是十五日死俞若坐未详。

钉疽发两肩，此起有所逐恶血，结流内外，荣卫不通，发为钉疽，三日身肿痛甚，七日噤如痉状，十日可刺，不治，二十日死。

阴疽发髀若阴股，始发腰强内不能白止。数饮不能多，五日坚痛，如此不治，三岁死。

脉疽发环项一云颈，始痛，身随而热，不欲动，悁悁或不能食，此有所大畏，恐怖而不精，上气咳。其发引耳，不可以肿，二十日可刺，不刺八十日死。

龙疽发背，起胃腧若肾腧，二十日不泻死，其九日可刺，其上赤下黑，若青黑者死。发血脓者不死。

首疽发背，发热八十日，大热汗颈，引身尽如咳，身热同同如沸者，皮泽颇肿处浅刺之，不刺，入腹中。二十日死。

行疽发如肿，或复相往来，可要其所在刺之，即愈。

冲疽发小腹，痛而振寒，热冒，五日悁悁，六日而变，十日死。

敦疽发两指头若五指头，十八日不泻，死。其四日可刺，其发而黑，痛不甚，赤过节，可治。

疥疽发腋下若臂两掌中，振寒热而咽干者，饮多则呕，烦心悄悄，或卒胗反有合者，此则可汗，不汗当死。

筋疽发背侠脊两边大筋，其色苍，八日可刺，其痛在肌腹中，九十日死。

陈干疽发两臂，三四日痛不可动，五十日方身热而赤，六十日可刺，如刺脉无血，三四日死。一云病已。

蚤疽发手足五指头，起即色不变，十日之内可刺，过时不刺后为食痛，在腋，三岁死。

仓疽发身痒后痛，此故伤寒气入脏，笃发为仓疽，九日可刺，九十日死。

赤疽发，身肿坚核而身热，不可以坐，不可以行，不可以屈伸，成脓刺之，即愈。

赤疽一云白疽发膊，若肘后，痒，目痛伤精及身热多汗，五六日死。

赤疽发胸，可治。

赤疽发髀枢，六月山可治，不治出岁死。

赤疽发阴股，坚，死；濡，可治。

赤疽发掌中者，可治。

赤疽发胫，死，不可治。

黑疽发，肿在背大骨上，八日可刺，过时不刺为骨疽，脓出不可止，出碎骨，六十日死。

黑疽发腋渊，死。

黑疽发耳中，如米，此名文疽凹，死。

黑疽发肩，死

黑疽发缺盆中，名曰伏痈，死。

黑疽发肘上下，不死，可治。

黑疽发腓肠，死。

黑疽发膝膑，坚，死；濡，可治。

黑疽发跗上，坚，死；足下久痈色赤，死。

手心主脉有肿痛在股胫，六日死。发脓血六十日而死。

胁少阳脉有肿痛在颈，八日死。发脓血，十日死。

腰太阳脉有肿交脉夹于阳明，痛在颈，十日而死。发脓血，七日死。

尻太阳脉有肿痛在足心少阳脉，八日死。发脓血八十日死。

头阳明脉有肿痈在尻，六日死。发脓血六十日死。

股太阳脉有肿痈在足太阳，七十日死。发脓血百日死。

肩太阳太阴脉有肿痛在胫，八日死。发脓血四百日死。

足少阳脉有肿痛在胁，八日死。发脓血六百日死。

手阳明脉有肿痛在腋渊，一岁死。发脓血二岁死。

薄贴第八

方三十一首

松脂贴 主痈疽肿，方炼松脂采松脂法附：

松脂二斤，成炼者 胍脂三两 细辛半两 黄檗 白芷 芎䓖 白蔹 芍药 莽草 白蜡 黄耆 黄芩 黄连 大黄 当归 防风各一两

右一十六味，切，先以火暖铜铛令热，以蜡拭铛使通湿，剉松脂令破，纳铛中，次下胍脂。都消尽讫，乃纳药，以竹篦搅令调，仍于微火上煎，急搅令勿息，十沸下之，沸止更上。预作十个湿土堆，一下置一堆上，遍十堆则成。及热以新幕生布上，四面又安火炙，作绞子绞澄去滓，挑取向火涂纸，依病处大小剪取贴之，周时易。此法稍难，好好用心作之，乃可成矣。

炼松脂法：

取大麻仁三升，研之令细，水三升淘之，生布绞去滓，松脂二升，以水三升半煮令消尽，及热，新布绞令脂出，纳麻汁中，待小冷，取松脂牵挽令白，乃依法秤取。

采松脂法：

取深山大松本有露根，脂自流出白粘者佳，火烧黑强者不堪用。亦可五月六月大暑时破作痕，三五日待出取之。须多者，多破根取之。

升麻薄 主痈疽，方：

升麻 大黄 黄耆 芎䓖 龙骨 白及各一两 黄芩六两 白蔹 牡蛎熬 甘草各半两

右一十味，捣筛为散，以蜜和之如泥，涂布薄痈上，干即易之。

痈微用此令消，方：

黄耆 青木香 栀子 干地黄 升麻 龙骨 大黄 黄檗 黄芩 麻黄 黄连 芎

劳 生犀取末 白蔹 羚羊角

右一十五味，等分，捣筛为散，以醋和之如泥，涂故布上，开口如小豆以泄热气，干则易之，瘥止。

白蔹薄 主痈疽，方：

白蔹 大黄 黄芩并等分

右三味，捣筛为散，以鸡子白和如泥，涂布上，薄肿上，薄干则易之。亦可以三指撮药末，纳三升水中煮三沸，绵注汁拭肿上数十遍，以寒水石末和涂肿上，以纸覆之，干则易之，辄以煮汁拭之，日夜二十易。

食恶肉散方：

真朱 藜芦各一分半 茼茹半两 马齿矾烧 硫黄 雄黄 麝香各三分

右七味，捣筛为散，粉疮上，亦可膏和敷之，着兑疮孔中佳。

生肉膏 主痈疽金疮，方：

大黄 黄耆 芍药 独活 当归 白芷各一两 薤白二两 生地黄三两，取汁

右八味，捣筛为散，切薤白，以地黄汁成煎猪膏三升，煎之三上三下，以绵布绞去滓，以敷疮，多少随人意。

升麻薄 主痈疽结核，种种色不异，时时牵痛，或经年肿势不消，方：

升麻 青木香 白蔹 芒硝 射干 当归 黄芩 桂心 芍药 防风 大黄 芎劳干葛各二两 莽草一两

右一十四味，捣，以酒和令调，微火熬令黄，以薄肿上。日再易。干者添酒更捣之，随后薄肿上。

寒水石薄方：

寒水石 黄檗 黄耆 黄连 大黄 石膏 栀子各二两 白蔹四两

右八味，捣筛为末。粉粥和如泥，涂故布上，薄肿上，干则易之。

当归贴 诸肿，方：

当归一作当陆 黄芩 黄连 大黄 莽草 白芷 白蔹 白及各二两

右八味，捣筛为散，消胶汁稍稍和如泥，涂纸贴肿上，干则易之。

有患痈破下脓讫，著兑药塞，疮痛烦闷困极，有人为去兑药，以楸叶十重贴之，以布帛裹，令缓急得所，日再三易之，痛闷即止，肿消。此

极甚大良无比，胜于众贴，此主痈疽溃后及冻疮有刺不出者，用之甚良。冬无楸叶，当早收之。临时以盐汤沃之令释，用之亦佳。薄削楸白皮用亦得，贴楸叶后不复烦闷，肿消减，脓血恶汁出，疮陷下渐瘥。

治脑瘘诸疖诸痈肿牢坚。治之方：

削附子令如棋子厚，正着肿上，以少唾湿附子，艾灸附子令热彻。附子欲干，辄令唾湿之，常令附子热彻，附子欲干，辄更气入肿中，无不愈者，此法绝妙不传。

治万种痈肿方：

蒺藜蔓净洗三寸截之，取得一斗，以水三升，煮取二升，去滓纳铜器中，煮取一升，纳小器中，煎如稠糖，下取涂疮肿上，大良。

治痈肿方：

伏龙肝以大醋和作泥，涂布上贴之，干即易之，消矣。又和蒜捣如泥涂之。

凡痈无问大小，亦觉即取胶一片如掌，水渍令软纳纳然，心开一孔如钱孔大，贴肿上，若已溃者，脓当被胶急撮，皆出尽，若未有脓者当自消矣。

又方：

烧鲤鱼作灰醋和敷之。一切肿用之皆愈，以瘥为限，至良。

蛇衔生肉膏 主痈疽金疮败坏，方：

蛇衔 当归各一两半 生地黄三两 黄连 黄耆 黄芩 大黄 续断 芍药 芎䓖 莽草 附子炮，去皮 细辛 蜀椒去目、闭口 白芷 白及一作白蔹皮 薤白 甘草炙，各一两

右一十八味，切，以大醋渍两宿，以腊月猪脂七升，煎三上三下，白芷色黄，下去滓，敷之。

又方：

生地黄一斤 薤白五两 辛夷 芎䓖 独活 当归 黄耆 白芷 续断 芍药 黄芩 大黄各一两

右一十二味，切，以腊月猪脂四升煎白芷黄色，下去滓，敷之。

野葛贴 主痈疽、痔瘘、恶疮、妇人妒乳疮，方：

野葛 芍药 薤白 通草各半两 当归三分 附子一分

右六味，切之，醋浸半日，先煎猪脂八合令烟出，纳乱发半两，令消尽，下，令热定，乃纳松脂二两、蜡半两，更着火上令和，乃纳诸药令沸，三上三下，去滓，冷之，浣故帛去垢。涂贴肿上，干即易之。春去附子，其乱发净洗去垢，不尔令疮痛。

又方：

煎地黄汁如胶作饼贴之，日四易，三日瘥《千金》云：食恶肉。

紫葛贴 痈肿方：

紫葛二两半 大黄五分 白蔹 玄参 黄连 黄芩 由跋 升麻 榆白皮各三分 青木香半两 赤小豆半合

右一十一味，捣筛为散，以生地黄汁和之如泥敷之，干即易之。大醋和亦得。

治痈疽疮久不瘥方：

松脂 薰陆香

右二味，等分，捣，入少许盐为饼，贴疮上。恶汁出尽，即瘥。

诸卒肿方：

取芥子细末，猪胆和如泥，涂病上，日三。

芜菁子封痈肿方：

取芜菁子一升，捣作细末，大醋和如泥，封之。干则易之。芥子亦大佳。

又方：

槐子半升，慎火草一把，捣细，水和涂之。

又方：

捣蔚臭汁，服一鸡子，以滓封痈上，暖即易之，头面肿更良。

葱白疗痈疽，瘘有数孔，积年不瘥，方：

葱白一斤，细切，捣如泥，净洗疮拭干，封涂之，厚一分，日三，夜一，取瘥止。

八味黄耆薄方：

黄耆 芎䓖 大黄 黄连 莽草 黄芩 栀子 芍药_{等分}

右八味，为散，以鸡子白和如泥，涂布上，随肿大小薄之，燥则易之，疮上开孔，令得泄气。

揭汤 主丹痈疽始发，焮热浸长进方，兼主小儿丹长。忌近阴。

升麻 黄连 大黄 芎䓖 羚羊角 当归 甘草_{各二两} 黄芩_{三两}

右八味，以水一斗，煮取五升，去滓，又还铛中，纳芒硝三两，上火令一沸，则帛揭肿上，数过，肿热便随手消尽，王练甘休秘之。

揭汤方：

大黄 黄芩 白蔹_{各三两} 芒硝_{一两半}

右四味，以水六升，煮取三升，以故帛四重纳汁中，以揭肿上，暖复易，昼夜为之。

又方：

凡痈以梁上尘灰、葵茎等分，醋和敷之，干则易之。

石痈坚如石，不作脓者方：

生商陆根贴软布帛贴之，数易之。亦可捣敷，燥即易，痈当消濡。

处疗痈疽第九

论一首 方三十三首

论曰：诸痈状，多种不同，无问久近，皆五香连翘汤主之。先刺去热，小豆薄之，其间数数针去血。若已失疗溃烂者，犹常服五香漏芦等汤下之，当下大针入五分者则速愈。凡痈高而光者不大热，其肉正平，无尖而紫色者不须治，但以竹叶黄耆汤伸其气耳。其肉正平为无脓也，痈卒痛，用八物黄耆薄，大痈七日，小痈五日。其有坚强者，诊宁生破发背及发乳，若热，手不可得近者，内先服王不留行散，外摩发背膏。若背生破无苦在乳者，宜令极熟，熟之候，手按之随手即起者便熟，须针之，针法要得着脓，以意消息之，胸背不可过一寸，酌量。不得脓，以食肉膏散着兑头纳痈口中，如人体热气歇，服木占斯散。五日后痈欲瘥者，服排脓内塞散。凡破痈之后，病人便绵惙欲死。内寒外热，肿自有似痈而非者，当以手按肿上无所连，即是风毒耳，勿针，可服升麻汤。外摩膏破痈口，当令上留三分近下一分，针惟令极热，极热便不痛，破痈后败坏不瘥者，作猪蹄汤洗之，日再。夏汤二日可用，冬六七日，汤半剂亦可用。胸中痛短气者，当入暗中以手中指按左眼视若见光者，胸中有结痈，若不见光者，熛疽内发，针伤脉，血不出住实不泻，当成痈也。凡脉来细而沉，时直者，身有痈疽；脉来大渐小者，阴结苦肌肉痹，痈疖寻寸口，如此来大而渐小也。

漏芦汤方：

漏芦 白蔹 黄芩 枳实炙 芍药 升麻 麻黄 甘草炙，各二两 大黄三两

右九味，㕮咀，以水一斗煮取三升，分三服，无药处，单服大黄下之，一方白薇二两。

连翘五香汤方：

连翘 青木香 薰陆香 麝香 沉香 射干 独活 桑寄生 通草 升麻各二两 丁香一两 大黄三两，别浸

右一十二味，㕮咀，以水九升，煮取减半，纳竹沥二升，煮取三升，分三服，未瘥，中间常服，佳。

王不留行散 主痈疽及诸杂肿已溃，皆服之，方：

王不留行子一升 五色龙骨二两 野葛皮半分 栝楼六合 当归二两 干姜 桂心各一两

右七味，捣筛为散。食讫，温酒服方寸匕，日三。以四肢习习为度，不知，渐稍加之。此浩仲堪方，隋济阇梨所名为神散。痈肿即消，极安稳。《千金》云：治痈肿不能溃，困苦无聊赖。

黄耆竹叶汤 治胸背游热痈疽，方：

黄耆三两 生地黄八两 甘草三两，炙 芍药三两 黄芩三两 人参二两 麦门冬去心，三两 石膏二两半 芎䓖二两 当归二两 生姜五两，切 大枣三十枚，擘 半夏四两，洗 淡竹叶切，一升

右一十四味，以水一斗二升，先煮竹叶，取九升，去滓，纳诸药，煮取三升，分四服。相去如人行二十里间食，日三夜一服之。

黄耆汤 主痈肿热盛，口干。除热止渴，方：

黄耆 升麻 栝楼 干地黄 麦门冬去心，各三两 黄芩 芍药各一两 栀子二十枚，擘

右八味，㕮咀，以水一斗，煮取三升，分三服。

温中汤 主痈疽取冷过多，寒中下痢，食完出，方：

甘草炙 干姜 附子炮，各一两半 蜀椒二百四十枚。汗

右四味，㕮咀，以水六升，煮取二升，分三服。

黄耆散 主痈疽撮脓，方：

黄耆五分，脓多倍之 小豆一分，热、口干倍之 芎䓖半两；肉大，生倍之 芍药二分；痛不止，倍之 栝楼二分；渴，小便利倍之 白蔹三分；有脓不合倍之

右六味，捣筛为散，酒服方寸匕，日三《广济》有甘草三分。

瞿麦散 主诸痈溃及未溃，疮中疼痛，脓血不绝，不可忍之，方：

瞿麦 白芷 黄耆 当归 细辛 芍药 芎䓖 薏苡仁 赤小豆各一两

右九味，先以清酒渍豆，出，于铜器中熬之。干复渍，渍熬五过止。然后治末之合下筛。温酒服方寸匕。日夜各五，三日后痛者肌肉生。一方以苦酒渍小豆，多痛，倍瞿麦，疮未开倍白芷，脓多倍黄耆、薏苡、芍药。

黄耆汤 主痈肿虚弱，方：

黄耆四两 升麻三两 桂心冷用，二分 黄芩一两 竹叶切，一升 茯苓 生姜切 甘草各二两，炙。

右八味，㕮咀，以水二斗，煮竹叶，减五升，去之，澄取九升，纳诸药煮取三升，去滓，分三服，日三。

诸恶肿失治有脓者方：

烧刺榆针作灰，水服之。经宿即头出。服一针作一头，多针多头，无刺榆者烧蛇蜕皮灰水和封上。一日即孔出，仍别服五香汤，以筋作线任孔中勿令合，使引脓血，若已成大疮，去血尽，煮小儿铺涂之，上着干姜

末，以渐自消。

五利汤 主年四十已还强壮，常大患热，发痈疽无定处，大小便不通，方：

大黄 升麻各三两 黄芩二两 栀子十五枚 芒硝一两

右五味，㕮咀，以水五升，煮取三升四合，去滓，下芒硝，分四服，快利即止。

痈疽溃脓大多里虚方：

黄耆 麦门冬去心，各三两 生姜四两，切 五味子四两 桂心 芎劳 茯苓 远志去心 当归 人参各二两 大枣二十两，去核 甘草六两，炙

右一十二味，㕮咀，以水一斗煮取四升，分六服。

干地黄丸 主壮热。人长将服之，终身不发痈疽，令人肥悦耐劳苦，方：

干地黄五两 天门冬去心，四两 大黄三两 巴戟天 肉苁蓉 栝楼 人参各一两 芍药 桂心 当归 黄芩 黄耆 远志去心 石斛 甘草炙，各二两

右一十五味，捣筛为末，炼蜜和丸如梧子，酒服十丸，日二，加至二十丸。

干地黄丸 主虚热，消疮疖，方：

干地黄四两 大黄六两 芍药 茯苓各三两 远志去心 升麻 桂心 黄芩 麦门冬去心 人参 王不留行子 甘草各二两，炙

右一十二味，捣筛为末，炼蜜和丸如梧子，酒服十丸，日三。加至二十丸，长服，令人肥健。《千金》有枳实二两。

干地黄丸 主虚劳客热，数发痈肿疮疖。经年不除者，悉主之，方：

干地黄四两 天门冬去心，五两 人参一两 黄耆 黄连 大黄 黄芩各三两 芍药 细辛 茯苓 泽泻 干漆熬 桂心 甘草炙，各二两

右一十四味，捣筛为散，炼蜜和丸如梧子，酒服十丸，日三夜一，加至二十丸，长服，延年益寿，终身不发痈疖，凡大黄皆薄切，五升米下蒸之，曝干。热多者倍大黄。

排脓内塞散 主大疮热已退，脓血不止，疮中肉虚疼痛，方：

防风 茯苓 白芷 远志去心 芎䓖 桔梗 人参 当归 黄耆 甘草炙,各一两 厚朴炙 桂心各二两 附子二枚,炮 赤小豆三合,熬

右一十四味,捣筛为散,酒服方寸匕,日三夜一服。

瞿麦散 主排脓,止痛,利小便,方:

瞿麦 麦门冬去心 黄耆 当归 白蔹各一两 芎䓖 赤小豆半合 桂心半两 芍药二两

右九味,捣筛为散,先食,温酒服方寸匕,日三服。

薏苡仁散 主痈肿。令自溃,长肌肉,方:

薏苡仁 干地黄 肉苁蓉 白蔹 当归 桂心各一两

右六味,捣筛为散,先食,以温酒服方寸匕,日三夜二服。

五香汤 主恶气毒肿,方:

沉香 丁香 麝香汤成,入 薰陆香 青木香各一两

右五味,切,以水五升,煮取二升,分三服,不瘥,更合服。以汤渍薄肿上。

兑疽膏方:

当归 芎䓖 白芷 松脂 乌头各二两 巴豆三十枚,去皮 猪脂三升

右七味,切,纳膏中微火煎三沸。纳松脂耗令相得,以绵布绞去滓,以膏着绵絮,兑头尖,作兑兑之,随病深浅兑之,脓自出,食恶肉尽即生好肉,疮浅者勿兑,着疮中日三,恶肉尽止。

干痈疮,凡是疮疡皆用之,方:

雄黄 雌黄 硫黄 白矾烧 胡粉 松脂各二两 水银三两

右七味,细研如粉,以水银不见为度,纳后膏中,以十只箸搅之数千匝,冷密贮勿泄。

藜芦 漏芦 狼牙 羊蹄根 青葙 地榆 当归 萹蓄 茼茹各二两 白蔹 蛇床子各一两半

右一十一味,捣筛为散,以醋浸一宿,以成煎猪膏四升,煎三上三下,膏成绞去滓,以极微火煎之。凡一切恶疮、癣、疽、瘘、病、疥患,悉敷之,勿令近目及阴,其石等研之如粉,膏欲凝,乃下搅,令匀。摩之

逐手瘥矣。

食恶肉散方：

硫黄 雄黄 雌黄 漆头 菌茹 麝香 矾石_烧，各半两 马齿矾石_{烧，三分}

右七味，细作散敷之，兑食恶肉令尽。《千金》有丹砂半两。

灭瘢膏 主百痈疽、恶疮、赤疵。皆先以布揩作疮以涂之，鼻中息肉如大豆纳鼻中；痢血，酒服如枣核大；病痔，以绵裹梅子大纳下部中；中风，涂摩取愈；妇人崩中，产后中风皆主之，方：

乌头 矾石_烧 女萎 狼毒 踯躅 附子 野葛 乌贼骨 皂荚_炙 赤石脂 天雄 芍药 芎䓖 礜石_烧 当归 石膏 莽草 地榆 鬼臼 续断 蜀椒 白术 巴豆_{去皮} 大黄 细辛 白芷 干地黄

右二十七味，各一两，捣筛，以成煎猪脂四升和药，以此为率。三沸三下，纳三指撮盐其中下之，须服摩之。妊娠妇人勿服。其药绢筛，猪膏腊月当多合，用之神效。别取一升和鹰屎白三两，调和使熟敷之，灭瘢大验。

猪蹄汤 主痈疽及恶疮有息肉，方：

猪蹄_{一具，治如食法} 白蔹 白芷 狼牙 芍药_{各三两} 黄连 黄芩 大黄 独活_{各二两}

右九味，切，以水三斗煮猪蹄，取一斗二升，去蹄纳药，煮取五升，分洗疮，日三，良。

治疖肿方：

生椒 曲末 釜月下土_{末之}

右三味，末之，以大醋和敷上，干则易之。

禁痈方：

咒曰：痈非痈，疖非疖，土块失，痈即灭。三七遍。取一土块摩肿上，敷与病人，男左女右。

割一切肿方：

凡人身上有肿，肿在左割左，在右割右，足出少血即消，在足小指下横纹内畔棱上，此极良。

禁一切肿方：

凡一切肿亦觉，阴咒曰：上有太山，下有大海，内有大鱼，主食痈疽，四岳使者，于我所须，痈疽小鬼，随手消除。急急如律令。七遍。

又方：

取紫檀细研，大醋和之，涂，并治游肿。

疗身体手足卒肿方：

取驴脂、盐末敷之。

又方：

取大醋和蚯蚓矢敷之。

又方：

捣苍耳敷之，冬用子，春用心。

又方：

取大醋和土硝末敷之。

痈疽发背第一

凡发背及痈疽，肿已溃、未溃，方：

取香豉三升少与水和，熟捣成强泥，可肿作饼子，厚三分，已有孔，勿覆孔，可肿上布豉饼，以艾列其上，灸之使温，温热而已，勿令破肉也。其热痛，急易之。痈疽当便减，决得安，或一日二日灸之，若先有疮孔，孔中汁出即瘥。

痈肿，发背肿，并诸毒肿，方：

榆白皮 栝楼各五两 妇人月布洗取汁 胡燕窠土 鼹鼠土各十两

右五味，捣和作泥封之，一日渐消，五日全瘥。若坏，封四畔，瘥。

诸痈肿无聊赖，发背及痈疖已疼痛，方：

蒸糜谷更递熨之即愈。一云蔷薇壳更灸熨之。

痈疽发腹背阴隐处，通身有数十痈，方：

取牛粪干者烧末，以鸡子白和涂，干则易，瘥止。

又方：

以牡蛎粉大醋和涂即愈。

占斯散 主消肿，痈疽消脓，方：

木占斯 人参 干姜一云干地黄 桂心 细辛 厚朴炙 败酱 防风 桔梗 栝楼 甘草炙，各一两

右一十一味，捣筛为散，酒服方寸匕。药入咽觉药流入疮中，若痈疽，灸之不能发，坏者可服之；疮未坏者去败酱，已发脓者纳败酱，服药日七夜二，以多为善。若病在下，当脓血出，此为肠痈也。诸病在里，惟服此药即觉其力，痛者即不痛。长服，治诸疮及疽痔，疮已溃便早愈。医人不知用此药，发背无有不治者，惟服此耳。若始觉背上有不好而渴者，

即勤服之，若药力行，觉渴止便消散。若虽已坏，但日夜服之，勿住也，服之肿自消散，不觉去时。欲长服者，当去败酱。妇人乳痈，宜速服之。

一方无桂心。

痈疽溃漏，男发背，女发乳及五痔，方：

猬皮烧 蜂房烧，各一具 蜀椒汗 干姜各一两 厚朴一两半 附子炮，去皮 桂心 当归 续断 藁本 地榆皮各五分

右十一味，捣筛为散，酒服方寸匕，日三。加斑蝥七枚，益良。

治骨疽百方治不瘥，方：

可于疮上以次灸之，三日三夜，无不愈。

又方：

久疮不愈，瘥而复发，骨从孔出者名为骨疽。取一死乌雌鸡，净去肉取骨，熬令成灰，取三家牛拘木刮取屑，三家炊单各一两，皆别熬成灰，合导疮中，碎骨当出数十片，愈。

鼠瘘第二

论一首 方二十一首 灸法三首

论曰：一切痈疽，皆是疮瘘根本所患，痈之后脓汁不止，得冷即是鼠瘘。是以漏方次之，大须急救之。

治鼠瘘方：

马齿草五升，切 槲白皮一斤，水煮五升，取一升，澄清 麝香半脐，干之，研末 杏仁半升，曲煎令黑，捣如粉

右四味，以瓷器贮之，合和，以三四重帛密系口，病已成疮者，以泔清煎减半，洗，作贴子涂药贴着疮上，日三易之；若未作疮如瘰疬子者，以艾一升，熏黄如枣大，干漆如枣大，三味末之，和艾作炷灸之三七壮，止。

治诸漏方：

取新生儿屎，一百日以来皆收置密器中五六日，取涂疮孔中。

又方：

取鲤鱼肠切作五段，火上暖之，先洗疮拭干，以肠贴之，冷即易之，从旦至夜，干止觉痒，开看虫出，即瘥。

又方：

取鸡子三颗，米下蒸半日出，取黄，熬令黑，先拭疮汁令干，以药纳疮孔中，不过三度。

又方：

以腊月猪脂，以纸纴沾取，纳疮孔中，日五度，夜三度。

风漏及鼠漏方：

赤小豆　白蔹　牡蛎熬　黄芪

右四味，等分，捣筛为散，酒服方寸匕，日二。

蚁漏方：

取陵鲤甲二七枚，烧为末，猪膏和敷之。

又方：

取半夏一枚，屑之，以鸭膏和敷之。

漏方：

煅铁屑　狗颊车　连齿骨　虎矢　鹿角甲半取毛各二两。《千金》云：鹿皮合毛

右四味，捣筛为散，以猪膏和纳疮孔中，须臾易之，日五六。

治鼠漏方：

死鼠一枚，中形者　乱发一鸡子大

右二味，以腊月猪膏才得没之，微火煎之。鼠、发消尽膏成，以涂疮上；又以酒服半分许，鼠从疮中出。

寒热瘰疬方：

连翘　黄连　苦参　栝楼　土瓜根　芍药　恒山各一两　龙胆二两　狸头骨一枚，炙

右九味，捣筛为散，酒服五分匕，日三。

治身体瘰疬及常有细疮，又口中有疮，**蔷薇丸**。方：

蔷薇根　黄檗　黄芪　黄芩　芍药　苦参　白蔹　栝楼　防风　栀子　龙胆　鼠李根皮各一两　石龙芮二两

右一十三味，捣筛为末，炼蜜和丸如梧桐子，饮服十丸，日三。《千

《金》无黄蘗。

颈漏：

捣生商陆根作饼子如大钱，厚三分，贴漏上，以艾灸之，饼干热则易之，可灸三四升艾，便瘥。

一法：

葶苈子二合 豉一升

右二味，合捣大烂熟，作饼子如上，以一饼子当孔上贴，以艾炷如小指大，灸上三壮一易，三饼九炷，日三，隔三日一灸。

一法：

凡是一名瘰疬，有结核，欲作痈疖者，以独颗蒜去两头，灸之如前法，日灸三度，瘥。

一法：

七月七日日未出时，采麻花；五月五日取艾，等分合作炷，灸漏上百壮。

治瘘方：

马齿草阴干 腊月淳麻烛烬

右二味，等分，细筛，以腊月猪脂和之，先以暖泔清洗疮，拭干涂之。

又方：

槲木皮一尺，阔六寸，去黑皮细切，以水二斗，煮取五升，去滓，纳白糖十挺，煎取一升，分三服，以铜器中贮之，若吐，吐着器中看之。

又方：

五月五日午时，取马齿草一石，以水一石煮取三斗，去滓，纳白糖十挺煎取九升，分三服，以铜器贮之，若吐，吐着器中看之。

人参散 主寒热瘰疬，在颈脉如杏李，方：

人参 干姜 白芷 甘草各一两

右四味，捣筛为散，先食，饮服方寸匕，日三，少小半匕，以意增加。

又方：

狸骨五分，炙 乌头七分，炮，去皮 黄檗一两

右三味，捣筛为散，先食，酒服一钱匕，日三。

又方：

连翘 黄连 芍药 苦参 土瓜根 龙胆 当归各半两

右七味，捣筛为散，先食，以温酒服钱五匕，日三，稍加至方寸匕。

《千金》无当归，有栝楼、恒山，为八味。

又方：

取桃枝上不落子，捣末，以大醋和敷之。

鼠乳方：

常思根拭去土，勿洗，以附本山系之，一日一夜便断消。

瘰疬第三

方八首

瘰疬秘方，世所不传，神良无比。

升麻 干地黄 枳实炙，各二两 大黄二两半 前胡三分 犀角一两半 麝香 射干 甘草炙，各半两

右九味，以水九升煮三升，分三服，以瘥为度，不限剂数。

猪蹄汤 主瘰疬诸疽，十指头熻赤痛痒已溃，方：

猪蹄一具，治如食法 大黄 白芷 芎䓖 黄芩 黄连 细辛 当归 藁本 藜芦炙，一本无 莽草 甘草各一两

右一十二味，以水三斗煮猪蹄，取一斗，煮药，取五升洗溃疮。

�汤 主瘰疬浸淫欲作未成，或如桃李核，或如鸡子赤熻，方：

黄芩 黄连 大黄 当归 芒硝 甘草各一两

右六味，以水六升，煮取三升，去滓还铛中，纳芒硝一沸，贴布帛中，以揾肿上数百遍。

瘰疬浸淫多日渐大，方：

胡粉一分，熬 黄连 茴茹 甘草各二两

右四味，捣筛为散，以粉上，日三。

瘭疽着手足肩背，累累如米起色白，刮之汁出，愈而复发，方：

黄耆一两半 款冬花 升麻各一两 赤小豆 附子炮，去皮 苦参各一分

右六味，捣筛为散，酒服半钱匕，稍增至一钱匕，日三服。

又方：

取虎矢白者，以马矢和之，曝干烧灰，以粉之。

又方：

龙骨 胡粉烧 滑石各半两 青木香二两

右四味，捣筛为散，以米粉一升和之，稍稍粉之，日四五。

瘭疽方：

灶室尘 灶突中墨 灶釜下土各一升

右三味，以水九升煮三沸，取汁，以洗疮，日三四度。

恶核第四

论一首 方一十三首

论曰：凡恶核似射工毒，初得无定处，多恻恻然痛。时有不痛者，不痛便不忧，不忧则救迟，救迟则杀人，是以宜早防之。此尤忌牛肉、鸡、猪、鱼、驴、马等肉，初如粟或如麻子，在肉里而坚似瓲，长甚速，初得多恶寒，须臾即短气，取茱萸五合作末，水一升和之，绞取汁顿服之，以滓敷之，须臾更服此汁，令毒气散，不入腹，入腹则致祸，切慎之。

江南毒气、恶核、射工中人，暴肿生疮，**五香散**。方：

甲香 薫陆香 青木香 羚羊角 丁香 犀角 鳖甲炙 升麻 乌翣 黄芩 黄檗 黄连 甘草各四两 吴茱萸三分

右一十四味，捣筛为末，中射工毒及诸毒，皆水服方寸匕，日三；以鸡子白和涂肿上，干则易之，兼以水和少许洗肿上。疑少一香。

野葛膏 主射工恶核，卒中恶毒，方：

野葛二升 巴豆去皮 乌头 蜀椒各五合 附子 丹砂 茵芋各一两 雄黄 大黄 踯躅各二两

右一十味，捣筛为散，以不中水猪膏十斤，煎三上三下，去滓，纳

丹砂、雄黄末，搅至凝，以枣核大摩病上，勿近眼。凡合名膏，皆不用六畜、妇人、小儿见之。

麻子汤 主遍身流肿，方：

麻子五升，炒 赤小豆三升 防风三两 附子炮 当归各一两

右五味，先捣麻子令熟，以水三斗煮麻子，取一斗三升，去滓，纳药及豆，合煮取四升，去滓，食豆饮汁。

治恶毒肿或着阴卵，或偏著一边疼急挛痛，牵小腹不可忍，一宿杀人，方：

取茴香草捣取汁，饮一升，日三四服，滓薄肿上。此外国方，神验，从永嘉以来用之，起死人，神效无比。

凡风劳毒肿疼挛痛，或牵引小腹及腰胯痛，方：

取桃仁一升去尖皮、两仁者，熬令黑烟出，热研如脂，以好酒三升搅令相和，一服，覆取汗，不过两三度作之，瘥。

若从脚肿向上，稍进入腹杀人，方：

取赤小豆一斗，以水三斗煮烂，出豆以汁渍膝以下，日一，数日则愈矣。若已入腹者，不须渍膝，但煮豆食之，断一切盐菜饮食米面，惟只食豆一物，渴饮豆汁，瘥乃止。

大麻子赤小豆汤 主毒肿无定处，或敕濇恶寒，或心腹刺痛烦闷者，此由毒气深重也。

大麻子熬 赤小豆各五升 生商陆二升，薄切之 升麻四两 附子炮 射干各三两

右六味，以水四斗煮诸药，取二斗五升，去滓，研麻子令破。以麻子汁煮豆令极熟，去滓可得六七升，一服一升，一日一夜令尽。小便当利，即毒除肿减，食兼此豆益佳，如汤沃雪。凡用麻子皆不得用郁悒者，可拣择用之。

疗肿方：

狗尿珠，一名龙葵，取汁敷之，拔出根，冬用干者汤渍取汁用之。

又方：

取苍耳烧灰，和醋泔淀作泥封之，干即涂，勿住。取拔根出乃止。

又方：

取黑牛垢封之。

又方：

刮竹箭上取茹作炷，灸上二七壮，即消矣。

又方：

末附子，醋和敷上，燥即涂。

又方：

取生荠苨根汁一合，去滓，涂不过三度。

丹疹第五

方二十八首

治丹毒肿，**升麻揭汤**方：

升麻 漏芦 芒硝各二两 蒴藋根五两 黄芩三两 栀子二十枚

右六味，切，以水一斗，煮取七升，冷，分用渍揭，常令湿为佳。

丹毒方 一名天火也，肉中忽有赤如朱涂，赤色，大者如掌，剧者遍身，亦有痛痒微肿者，方：

赤小豆二升，绢下筛，鸡子白和涂之，小干即涂，逐手消也。复合**漏芦汤**以防其内，其方如左：

漏芦 白蔹 黄芩 白薇 枳实炙 升麻 芍药 麻黄去节 甘草炙，各二两 大黄二两

右一十味，㕮咀，以水一斗，煮取三升，分三服。

治五色丹，俗名油肿，若犯者多致死，不可轻之，方：

缚母猪枕头卧即瘥。

又方：

牛屎涂，干则易之。

又方：

鸡子白和蒲席灰涂之。

又方：

捣麻子水和涂之。

又方：

煎羊脂摩之，青羊尤佳。

又方：

赤小豆五合，末，水和，取汁一合服，滓涂五心。

又方：

以芸苔菜末，鸡子和涂之。一云：芸苔叶汁服三合，滓涂丹上。

又方：

榆根皮末，鸡子和敷之。

又方：

烧苦竹叶筛灰，和腊月猪脂涂之，亦治油肿。

又方：

捣芸苔菜封，即瘥止。

又方：

捣慎火草封之，神良。

又方：

鲫鱼五枚，五寸以上者，去鳞，熟研朱砂一合，捣如泥，封病上，厚三分，干易之。

瘤病方：

取獐、鹿二肉，治如厚脯，火炙令热，搨掩瘤上，冷更炙搨，可四炙四易，痛脓便愈，不除，更炙新肉用之。

白瘤方：

先极搔刮，以绳缚之即愈。又取东向木空中水热刮疮上，洗之二三遍，即愈。

又方：

硫黄　矾石烧

右二味等分末，以醋和敷上。

麻游肿方：

以生布一片揾油中，布入油出，以火燃之，持照病上。咒曰：日出游游不知羞，脂火燎你头。七遍，瘥。

白游肿方：

熟捣生羊脾涂之。

青白赤游，手近微痛者，方：

大黄 蒲黄 伏龙肝各二两

右三味，以水和如薄粥涂之。

治赤游方：

以鹰矢水和，涂之二三，瘥。

又方：

胡燕巢灰醋和敷之，日二三。

又方：

冷水射注之。

又方：

大黄一两 紫檀一两 豉一合两

右三味，捣，细筛为末，大醋和敷之。

又方：

捣慎火草如泥涂之，此最大效。

火游肿方：

大黄、慎火草和为末，涂之。

又方：

胡粉一两，和醋一合煎涂之。

火游肿流遍身赤色者入腹即死方：

以生猪肉敷上，其肉虫鸟不食，臭恶故也。

疳湿第六

论二首 方三十八首

论曰：夫疳湿之为病也，或热或寒如病疟状，或时下痢，或痢则断，或常痢不止，无有时节，或时睡眠，有时思食，而气力渐弱，日日赢瘦，腹背挛急，头项无力，嗜卧食少，试法先指琢其脊上两边，若逐指即起如粟者，即是疳病，若不起者，非是疳也。若起者可渐向上琢之，若起至颈骨两边者，即是虫已入脑矣，病难愈矣。疗十得二，终须多灸，若未入脑，医之可瘥。

先以绳拘项向心，压头令当齐骨下尖处，即插着，转绳向背，背上当脊骨插头，横量病人口两吻头，作定于捉绳头，脊骨上点两处，灸，必须细意点处齐平即灸，初旦灸二壮，满一七日至第二七日，灸二七壮，第三七日旦暮灸七壮，第四七日日只三壮，第五七日日二壮。看初灸二三日，若灸疮发脓者易瘥，五六日乃发者难瘥。惟得食白饭、苜蓿、苦苣、蔓菁菜、香浆；少许烧盐，瘥后百日，乃可得依常食。又须灌药三遍，相去五日一灌。

葱白一握 豉一升 蜀椒三合 盐二合

右四味，又水一斗，煮取七升，去滓，暖灌之，取一升乃灌也。

疗疳湿食口齿及下部，方：

飞廉蒿蜀名

右一味，烧作灰，捣筛，以两钱匕着病处，甚痛，忍之。若不痛，则非疳也。特忌油腻、蜜、鱼。有人患疳，蚀口刺痛，穿着此得瘥，着下部中，虫如马尾大，相续出无数，十日后瘥。二十日平复。

又方：

取五叶紫花草末和杏仁、苇花灰相和，吹下部中瘥。

疳湿方：

捣五叶紫花草熟，先病上拭干，纳着病上，瘥为限。所中疳者绞取汁五合服之，日三夜一。

下部痒如虫行，方：

真朱砂一铢 矾石二分，烧 芎䓖一两

右三味，捣末绵裹，纳下部中。

又方：

取虾蟆末、兔矢末，用之如上法。

又方：

以纸裹莨菪根煻火烧熟，以蜜涂纳下部中，一切虫痔皆愈。

又方：

黄连二两 蛇床子半两 黄檗 栀子各一两

右四味，捣筛为散，以腊月猪脂和，涂纳下部中，日再。

又方：

大黄 黄芩 黄耆 玄参各一两 丹参三分 芍药半两 吴茱萸五分，炒

右七味，捣筛为散，酒服方寸匕，日三。

治疳湿，久下痢赤白，百疗不瘥，方：

兔头炙 狐骨皆腊月采，炙 葶苈子熬 百草五月五日收 蛇头炙 虾蟆炙 蜣螂皆五月五日采，炙 石黛 晚蚕蛾熬 青矾熬 黄矾熬 丁香 麝香 薪蓂灰 故绯灰 苦参 檗皮 干姜 角蒿灰 丹砂 芒硝 铁衣 印成盐 救月木 蝎虫矢 桂心 床中桄木

右二十七味，等分，细研如粉，以筒子吹下部，日三，良。《千金》有倒挂草。

疳湿下虫方《千金》云下黑：

熏黄 朱砂 石黛 石盐 麝香 丁香 矾石熬 栀子 铁衣 莨菪子熬 细辛熬 土瓜熬 干姜熬 蜀椒汗 葶苈子熬 菖蒲熬 虾蟆干者，熬 故靴底炙 髑髅骨炙之，枯腐者佳，新者不任用

右一十九味，等分，捣筛为散，以筒子吹药杏仁大下部中。所有患疳疮，悉敷之，其丁香、麝香皆别细研，纳药中合之。一方有芥子，若病大重者，用灌法如左：

丁香 麝香 甘草各三分 犀角五分

右四味，细末如粉，别以盐三合、蜀椒三合、豉二升，以水三升煮取一升，去滓纳诸药合和，分再灌之，旦一酉一。

月蚀恶疮息肉，方：

硫黄一云雄黄 蔺茹 斑蝥去足翅，熬，各一两

右三味，捣筛为散，以粉疮上，干者以猪膏和涂，日三夜二。

治疳蚀人诸处，凡是赤白痢久不瘥，秘之，方：

五月五日虾蟆一枚，半熬半生，作末 金银土埚五分 麝香一分 人矢灰五分 银朱小豆大

右五味，细研如粉，敷病上即瘥，三七日慎食甜物，痢者吹下部中。

凡人口中生疮，久不瘥，下至咽喉、胸中，有三年不瘥者，此亦是疳蚀病，宜涂角蒿灰于病上，有汁咽之，不过一宿，瘥。

又方：

蔷薇根浓煮汁含咽三宿，瘥。

又方：

大麻子 胡麻各一升半，并熬令焦赤

右二味，以三升瓦瓶，泥裹上厚一寸，待干，纳麻子等令满，以四五枚苇管插口中，密泥之，掘地作灶，立瓶灶口中，灶底着瓦器承之，密填灶孔与地平。聚炭瓶四面以壅垒之，日没放火烧之，至明旦开取脂，适寒温灌下部中一合。寻觉咽有药气为佳，亦不得过多，多则伤人，隔日一灌，重者再三灌止。旦起灌，至日夕极觉体中乏劳，勿怪也。非惟治疳湿，凡百异同疮疥癣，并洗涂之，无不瘥。一云口含一丸。

疳蚀下部生疮，及日月蚀，方：

麝香 干姜 蛊虫屎 葵茎灰 矾石各三分，烧 五月五日虾蟆一枚，炙

右六味，捣筛为粉，以竹管吹下部入纳三寸，日再。

又方：

藋芦一两 狼牙三两 橘皮 萹蓄 青葙各半两

右五味，准前法用之。

疳湿方：

取干羊屎一升，以暖水三升渍之一宿，绞取屎汁和末石黛一颗，纳汁中温之，灌下部，令药停腹一食久，病乃瘥。

又急疳，蚀鼻口，数日尽，欲死，方：

蓝淀涂所蚀上令遍，日十度，夜四，瘥止。

又方：

细末没石子吹下部，立瘥。

又方：

烧文蛤灰，腊月猪脂和涂。

又方：

灌白马尿一升。

治痛疮方：

细楸枝叶水煮稠可丸，以竹筒纳下部中，痔痔瘘皆瘥。煎楸叶汁数洗之，良。

痔虫月蚀湿䘌等，方：

腊月兔头二枚，烧　五月五日虾蟆一枚，烧　青黛一两　地黄叶灰鸡子大　虎头八分，炙　贝齿七枚，烧　小蓟灰鸡子大

右七味，为散，绵裹如枣核大，纳下部中。亦筒吹半枣核大，成人者井华水旦服五分匕，隔日一服。

论曰：凡患湿䘌虫，多是热病后或久下不止，或有客热结在腹中，或遇暑湿凉气者，多生此病。病亦有燥䘌，不甚泄痢，而下部疮痒，不问燥湿，久则杀人。为病诊齿无色，舌上尽白，甚者满口有疮，四肢沉重喜眠，如此者，此为虫蚀其肛，肛烂尽见五脏，即死矣。治之方：

黄连　生姜各十两，切　艾叶八两　苦参四两

右四味，㕮咀，以水一斗，煮取三升，为三服，日三，久者三剂良。

凡湿䘌，欲得冷而苦痢，单煮黄连及艾叶、苦参之属，皆可单用。

懊憹散 主湿䘌疮烂，杀虫除热，方：

藋芦　青葙　女青　桃仁去皮尖、双仁，熬　雷丸各三两　萹蓄半两

右六味，捣筛为散，粥饮服方寸匕，日三，稍增至二匕，酒服亦得。

湿䘌神方：

取生姜刮去上皮，断理切之，捣极熟，取汁一升五合，又以水一升五合和合相得，旦空腹服之。仍刮生姜二枚如指大，以楸叶、桃叶数重裹之，煻火中烧之令极热，纳下部，须臾若湿盛者，频三日作之，无有不瘥。

阴蚀疮方：

蒲黄一升　水银一两

右二味，熟研令散，以粉疮上，五月六月七月。食特忌肥浓，慎之者即免此。

又方：

肥猪肉三十斤，并得阴肉杂用益良。以水二石煮取熟讫，去肉，以汤汁纳大盆中，以自洗，冷即易，不过四遍。

杀九虫散 主寒疝心痛及虫啮心痛，方：

藋芦 贯众 干漆各二两，熬 狼牙一两

右四味，捣筛为散，以羊臁和服之一合，日三，二日下虫矣。

治热心中懊恼方：

藋芦二两半 干漆熬 萹蓄各三分

右三味，捣筛为散，粥饮服方寸匕，日三。

治虫痛方：

熬干漆末之，蜜和丸如梧子，饮服十丸，日三。

又方：

烧槐木耳灰，水服枣大，瘥。不止，饮一盏热汤，立有虫出。

有人患心腹胀满，不能食饮，至于死，有人教取羊子肝揾蒜齑服之，遂转下五升如粉粥，寸寸皆是虫，即瘥。此人口中生疮，时人名曰干疳，以此疗之得瘥，百日内必不得食酱，食酱即发，常食蒜齑。平旦服至日西即下，其齑须和调作，不同寻常食齑也。

肠痔第七

方三十六首 论一首

疗痔方：

腊月牛脾一具，炙熟，食之令尽，即瘥。

又方：

牛脾一具熟煮，空腹食之尽，勿与盐酱等。一具不瘥，更与一具，从旦至未令尽。

疗外痔方：

麻子四升捣，生布袋盛，饭下蒸之，绞取脂铜盘盛暖之，以绵作贴子，坐使正，当蒸痔孔，须臾易之，更坐虫出。

又方：

捣篇蓄绞取汁溲面作馎饪，空腹吃，日三顿，常食良。

疗痔方：

桑耳切三升，水一斗五升，煮取三升，旦服一升，日三，三日服一剂。

又方：

桑耳作羹臛，调和令美，空腹下饭取饱，不过三顿，瘥。

又方：

猬皮一具，炙 干地黄五两 连翘子 槐子各三两 当归 干姜 附子炮 续断 矾石烧 黄耆各一两

右一十味，捣筛为末，炼蜜丸如梧子，饮服十丸，日二，稍加至三十丸，兼主漏。

又方：

取生槐白皮十两，熟捣丸如弹丸，绵裹纳下部中，长吃篇蓄菜，及煮汁作羹粥食之，大佳。

治下部痒痛，绕缘肿起，内欲生肉突出，方：

大豆三升，水七升，急火煮取四升 槐白皮切，六升 甘草三两，炙

右以大豆汁煮取二升，渍，故帛薄之，冷则易之，日三五。

槐白皮膏 主下部痒痛痔疮，方：

槐白皮五两 赤小豆二合 楝实 桃仁各五十枚 当归三两 白芷 甘草各二两

右七味，以成煎猪膏一斤，微火煎，白芷色黄，去滓，摩病上，兼导下部中。

疗痔方：

取故凿由一枚，烧作灰，以井华水空腹服一分。

又方：

取地黄末敷下部，日三夜一，良。

又方：

干姜 芫花 蜀椒各一两半，汗 猪悬蹄十枚，烧 附子三枚，炮 芍药 白薇 白蔹 大黄 牡蛎熬 桂心各半两 甘草一两，炙

右一十二味，捣筛为散，酒服方寸匕，日二。

疗痔下部出脓血，有虫，旁生孔方：

取槐白皮一担，以水煮令极熟，出置木盆内，坐其中，欲大便状，虫悉出，冷复易之，不过二三度。

又方：

煮槐根汁洗之。

又方：

煮桃根汁洗之。

诸痔去血过多，气息惙惙，不下食，或腹痛牵引下部，**当归汤**：

当归 干姜 桂心 甘草各三两，炙 糖八两 牡丹 白芷 附子炮 芍药 人参各二两 干地黄四两

右一十一味，㕮咀，以水一斗，煮取三升二合，去滓，纳糖令消，分为四服。

诸大去血，积日虚乏，**内补汤方**：

人参 续断 白芷 芍药 附子炮 当归 甘草各三两，炙 桂心 茯苓 干姜 芎䓖 干地黄 五味子 麦门冬去心，各三两 大枣二十枚，去核

右一十五味，㕮咀，以水一斗，煮取四升，分四服。

诸痔下血，**蒲黄汤方**：

蒲黄一升 当归 白芷 白石脂各三两 黄连 芎䓖 干地黄 甘草各二两

右八味，㕮咀，以水一斗，煮取三升，分三服。

诸痔去血大虚，**黄耆汤方**：

黄耆 当归 芎䓖各三两 龙骨一两 芍药 桂心各四两 糖一斤 附子炮，去皮 甘草各二两，炙

右九味，㕮咀，以水一斗煮取三升二合，去滓，入糖令消，分五服。

槐子丸 主燥湿痔，痔有雄雌者，主之方：

槐子 吴茱萸根皮 干漆各四两，熬 蒺藜三两 秦艽 黄芩 牡蛎熬 雷丸 白芷 龙骨 黄耆 桂心 丁香 青木香 八角附子炮，去皮，各二两

右一十五味，捣筛为末，炼蜜和丸如梧子，饮服二十九，日三服。

小槐实丸 主五痔十年，方：

槐子三斤 白糖二斤 矾石烧 硫黄各一斤 龙骨 大黄 干漆各十两，熬

右七味，捣筛四味，其矾石及糖并细切，纳铜器中一石米下蒸之，以绵绞取汁，以和药令作丸，并手丸之如梧子，阴干酒服二十丸，日二，稍增至三十丸。

槐酒 主五痔，十年不瘥者，方：

槐东南枝细剉，一石　槐白皮细剉，一石　槐东南根细剉，三石　槐子一斗

右四味，以大釜中安十六斛水，煮取五斛，澄取清，更煎取一石六斗，炊两斛黍米，上曲二斗酿之，搅令调，封泥。七日酒熟，取清饮，适性，常令小小醉耳，合时更煮滓取汁，淘米洗器，不得用生水，作酒如此，药忌生水故也。

主痔神方：

七月七日多采槐子熟捣取汁，重绵绞之，纳铜器中，着中庭高门上曝干之，二十日以上，煎成如鼠屎大，纳谷道中，日三。亦主瘘及百种疮。

又方：

取三具鲤鱼肠，以火炙令香，以绵裹之，纳谷道中，一食顷，虫当出，鱼肠数数易之，尽三枚，便瘥。

又方：

炙鱼肠令香，坐上，虫即出。

又方：

虎头骨炙　犀角末

右二味，各末之如鸡子大，以不中水猪膏和涂之。

治痔方：

取八月槐子捣取汁，煎作丸涂之。

又方：

取熊胆涂之。取瘥止，但发即涂。

又方：

以纸裹小瓜以泥裹三四分，煻火埋烧之令大熟，经宿勿食，使大饥，开取承热任意饱食之，覆暖卧一炊久，其痔瘥。

五痔方：

五月五日收苍耳茎叶捣为末，水服方寸匕，日三，瘥。采时阴干。

又方：

烧羊角鰓末，酒服方寸匕，日三。

又方：

常服蒲黄方寸匕，日三，良。

论曰：凡人大便有血即是痔病，勿得慢之。慎干枣、油腻、猪、鱼，夫患痔在身，所服各药，皆不得力，徒弃功夫，一无所益，欲服饵者，当断之乃可服也。第一槐子仁丸，大有效验，方在前篇中，必须事之，勿致疑也。

治脱肛方：

蒲黄二两

右一味，以猪肪和敷肛门上纳之，日二三，愈。

又方：

肠出不入，生栝楼取汁，猪脂等分，汤上温涂纳之，瘥。

又方：

以铁精粉上纳之，每出即粉，取瘥止。

疥癣第八

论一首 方三十四首 灸法一首

论曰：痫疮疥癣之病，皆有诸虫，若不速愈，三年不瘥，便为恶疾。何者？诸虫族类极盛，药不能当，所以须防之，不可轻也。凡疗疥瘙，黄耆酒中加乌蛇脯一尺，乌头、附子、茵芋、石楠、莽草各等分。大秦艽散中加之亦有大效。小小疥瘙，十六味小秦艽散亦相当。《千金》云小秦艽散中加乌蛇二两。

香沥 主燥湿癣及痫疥百疮，方：

沉香 松节各一斤，一方更有柏节、松节各一斤

右二味，破之如指大，以布袋盛之，令置麻油中半食久出，取一口瓷坩，穿底，令孔大如鸡子，以松叶一小把藉孔上，以坩安着白碗上，以黄土泥坩固济，令厚五分，以药纳坩中，以生炭着药上使燃。其沥当流入碗

中，燃尽，乃开出堪取汁，以敷疮上，日再。并治白秃、疽恶疮皆瘥。当服小秦艽散，即瘥。

矾石沥 主干湿痒及恶疮白秃，方：

矾石 硫黄 芒硝 大盐各三分 松脂六合 白糖八两

右六味，切诸药令如指大，先取甑蔽仰铜器上，纳甑中以药安蔽上，以松脂、白糖布药上都讫，重以大蔽覆之，炊五升米，药汁流入器中，其汁密覆之，临用小温涂疮上，日再。

治癣秘方：

捣羊蹄根分以白蜜和之，刮疮四边令伤，先以蜜和者敷之，如炊一石米顷拭去，更以三年大醋和涂之，以敷癣上，燥便瘥。若刮疮处不伤，即不瘥。

治久疥癣方：

丹砂 雄黄 雌黄各一两 藺茹三两 乱发一两，洗净 松脂 白蜡各一两 巴豆十四枚，去皮 猪膏二斤

右九味，先煎发令消尽，纳松脂、蜡等三上三下，去滓，末藺茹、石药等纳中更煎，一沸止，敷之三数度，瘥。

治久癣不瘥方：

细研水银霜如粉，和腊月猪膏，先以泔清洗疮，拭干涂之，一涂即瘥，后时重发，更涂，即永瘥，妙。涂时大须薄，慎勿厚。

又方：

水银 矾石烧 蛇床子 黄连

右四味各一两，腊月猪膏七合，和搅不见水银为熟，敷之，治一切无问幼小诸疮。上方加漆头藺茹一两

治诸疮癣疔不瘥方：

水银一斤 猪膏腊月者五斤

右二味，以铁器中，垒灶，马通火七日七夜勿住火炊之，停冷，取猪膏，去水银不妨别用，以膏涂一切诸疮，无不应手即瘥。

又方：

牸牛尿一升 羊蹄根切，五升

右二味，纳羊蹄渍一宿，日曝之干，则纳尿中渍一宿，尿尽止，捣作末，涂诸疮癣上，和猪脂用，更精。

又方：

诸瘑疥，皆单用水银猪膏，研令极细涂之。

又方：

取生乌头十枚，切，煮取汁洗之，即瘥。

治癣方：

净洗疮取酱瓣尿和涂之，瘥止。

又方：

水银　芜荑末

右二味酥和涂之，即瘥。

又方：

正日中午时灸病处影上，三姓灸之，咒曰：癣中虫，毛茸茸，若欲疗，待日中。

又方：

取酥、墨涂之。

凡诸疮癣初生时，或始痛痒即以种种单方救之，或嚼盐涂之，妙。

又方：

取鲤鱼鲊糁涂之。

又方：

取姜黄涂之。

又方：

取牛李子涂之。

治癣方：

取黄蒿穗作末粉，敷之，日三夜二，一切湿癣，并瘥。

又方：

取八月八日日出时，令病人正当东向户长跪，平举两手，持户两边，取肩头小垂际骨解宛宛中灸之，两火俱下，各三壮，若七壮，十日愈。

又方：

捣刺蓟汁服之。

又方：

服地黄汁，佳。

又方：

服驴尿，良。

又方：

烧蛇皮一具，酒服良。

又方：

捣莨菪，蜜和封之，良。

又方：

热搨煎饼，不限多少，日一遍薄之良。

又方：

醋煎艾涂之瘥。

又方：

捣羊蹄根和乳涂之。

又方：

大醋和雄黄粉先以新布拭之令癣伤，敷之妙。

治病疥百疮经年不瘥方：

楝实一升 地榆根五两 桃皮五两 苦参五两

右四味，以水一斗，煮取五升，稍温洗之，日一度。

治病疥湿疮浸淫，日痛痒不可堪，搔之黄水汁出，瘥复发，方：

取羊蹄根，勿令妇女、小儿、猫犬见之，净去土，细切熟熬，以大醋和，净洗，敷疮上一时间，以冷水洗之，日一敷。凡方中用羊蹄根，皆以日未出前采者佳。

又方：

作羊蹄根散，痒时搔汁出以粉上，又以生根揩之，神验。

疗渴利后发疮，坐处疮疥及疵癣，方：

蔷薇根三两 石龙芮三两 苦参二两 黄耆二两 黄连二两 芍药三两 雀李根三两 黄檗三两 黄芩三两 当归一两 续断一两 栝楼四两 大黄一两

右一十三味，捣筛炼蜜和以饮服之，丸如梧子大，一服十五丸，日三，加至三十丸，疮瘥乃止，所是痛疽皆须服之。《千金》云：蔷薇饮服之。

又方：

赤小豆一升，熬，纳醋中，如此七遍 人参二两 甘草二两，炙 瞿麦二两 白蔹二两 当归二两 黄芩二两 猪苓二两 防风一两 黄耆三两 薏苡仁三两 升麻四两

右一十二味，捣为散，饮服方寸匕，日三夜一。

治疥疸诸疮方：

水银 胡粉各一两半 黄连二两 黄檗七分 矾石三分，烧 附子三分 蛇床子半两 苦参一两

右八味，下筛六种，水银、胡粉别以猪脂研。令水银灭不见，乃以猪膏合研令调如泥，以敷疮上，日三夜一。

代指第九

方六首

治代指逆肿方：

以毛杂黄土作泥，泥指上令厚五分，纳煻灰中令热，可忍之，泥干即易之，不过数反，即瘥。

又方：

单煮地榆作汤渍之，半日便愈。

治代指方：

麻沸汤，纳指其中，即愈。

又方：

先刺去脓，炙鲊鱼皮令温，以缠指周匝，痛止愈。

治指疼欲脱方：

取猪脂和姜末稍令热，纳指甲中，食顷即瘥。

治指掣痛方：

取酱清和蜜任多少，温涂之，即愈。

湿热疮第十

方三十四首

治湿热诸恶疮方：

狼牙五两 芍药五两 大黄三两 白芷五两 黄檗五两 丹参五两

右六味，切，以水四升煮取一升半以洗之，日三度。

治湿热疮多汁粉散方：

苎荂 大黄 白蔹 芍药 黄连 槐皮 龙骨各一两

右七味，捣筛为散，以粉疮上，日三度。

又洗之方：

茵芋三两 石楠三两 莽草三两 蛇床子二两 蹢躅二两 矾石二两

右六味，切，以水一斗，煮取五升，洗疮，日再。

治恶疮三年不瘥方：

巴豆去皮 甘草

右二味，等分细下为散，先别煮甘草汤洗疮讫，以药敷之，先从四面起向中心，日三夜一。

治恶疮似火烂洗汤方：

取白马屎曝干，以水和煮十沸，绞取汁洗之，极佳。

治恶疮十年不瘥，似癞者，方：

蛇蜕皮一枚

右一味，烧之，末下筛，以猪脂和敷之，良。

又方：

苦瓠

右一味，㕮咀，煮取汁洗疮，日三度，洗煎以洗癣甚良，须先以泔清洗疮也。

治诸恶疮，**乌头膏方**：

乌头 雄黄 雌黄 苎荂 升麻各半两 杏仁二七枚 胡粉一分 巴豆仁七枚，去皮 黄檗半两 乱发如鸡子大一枚 松脂如鸡子大一枚 防己三分 黄连半两右一十三味，切，以猪膏三升急煎，令乱发消尽，去滓，停小冷，以真珠二钱匕投中搅令相得，以敷之。凡用膏，皆令先温醋泔清洗疮，拭干乃敷之，讫，以赤石脂黄连散粉之。此治诸恶疮皆瘥。

栀子汤 主表里俱热，三焦热实，身体生疮，或发即大小便不利，方：

芒硝二两 大黄四两 栀子仁二七枚，擘 黄芩三两 知母二两 甘草二两，炙

右六味，㕮咀，以水五升，煮减半，下大黄，煮取一升八合，绞去滓，纳芒硝分为三服。

又方：

矾石烧 蜡 松脂 乱发

右四味，各半两，猪脂四两，煎之令发焦，纳矾石令消，纳松脂，次纳蜡，去滓。先刮洗疮以涂之，日再三，不痛，久疮时愈，新疮迟愈，痒疮头秃皆即愈生发，此膏胜飞黄膏及诸名药。

治诸疮久不瘥，并疗六畜，方：

枣膏三斤

右一味，以水三斗，煮取一斗五升，数洗，取瘥为度。

治身疮及头疮不止，方：

以菖蒲末敷之，日三夜一。

治湿热疮、恶疮，洗汤方：

槐子二升 蛇床子一两 黄连五两 当归 芍药 黄檗各三两

右六味，切，以水三斗煮取一斗五升，去滓以洗疮，日三度。

治湿热疮方：

生地榆二斤

右一味，以水三斗煮取一斗五升，以洗疮日三度。

乌膏 主种种诸疮治不愈，方：

水银一两 黄连一两 经墨半两

右三味，末之，以不中水猪脂和敷之，不过三四度，愈，神效。欲多任人，惟不治金疮，其药惟须熟研。

恶疮黄水出流方：

烧故鞍屈毡灰，和腊月猪脂封涂。

又方：

藜芦 巴豆

右二味，等分，烧灰，和腊月猪脂封涂。

又方：

松脂灰 薰陆香各五分 生地黄汁五合 白羊脂二分 石盐半两 乱发灰半两

右六味，以猪脂一升，煎取五合，纳地黄汁煎成膏，去滓，贴之，日再，瘥止。

治恶疮、病疮，方：

杏仁去皮 巴豆各二两，去皮 藜芦 黄连各一两 水银一钱许

右五味，以青羊脂和研水银令灭，先以盐汤洗之，去上痂，敷疮日二。

时气病后得风，生疮疼痒，搔之黄汁出，方：

皂荚炙 乌头 矾石各三两 黄连一升 牡蛎四两 藜芦 桂心各一两六铢

右七味，切，以水一斗，煮取七升，去滓，先搔疮令血出，温洗疮，缓浸良久，佳。

卒患发热疮方：

取炭长二尺者二枚，烧令赤，置地中，以水二升灌之，取地上汁洗疮，即瘥。

疮中恶肉出方：

取乌梅二七颗烧作灰，敷疮中，其疮中恶肉乃尽矣。

治恶疮方：

取白芨煮汁洗疮讫，敷膏。膏用桑东向枝作末，以腊月猪膏和敷之，亦主狗疮。初大痛，一宿即愈。

疮初患似疖，后破无痂，疼痛难忍，名曰猪喙疮，方：

烧猪鼻作灰敷之，瘥。

反花疮方：

煎柳叶为煎，涂之瘥。

又方：

烧马齿草灰敷之。

又方：

烧盐末灰敷之。

又方：

以蜘蛛幕裹之。

王不留行汤 主白秃及头面久疮，去虫止痛，方：

王不留行五两 桃东南枝五两 茱萸根皮五两 蛇床子三升 牡荆三升 苦竹叶切，三斗 蒺藜三升 大麻仁一升

右八味，以水二斗，煮取一斗，洗疮日再，并治疽及月蚀疮烂。

治白秃方：

三月三日桃花开者阴干 柏子 赤桑根各等分

右三味，为末，猪脂和，先以灰汁净洗秃处，拭干涂之。

又方：

细柳枝一握 水银 皂荚炙

右三味，以醋煎如饧涂之。

松脂膏 主白秃及痈疽百疮，方：

木兰皮一两 矾石 杜蘅 雄黄 附子 大黄 石楠 秦艽 真珠 苦参 水银各二两 松脂六两

右一十二味，以醋渍一宿，猪膏一斤半煎之，候附子黄，去滓，乃纳矾石、雄黄、水银。更着火煮三沸，还湿地待凝，以敷疮，瘥。

又方：

以牛肉作五味脯，炙令香，及热搨疮上，不过三四度，即瘥。

治头疮肿方：

烧杏仁令黑磨涂，复取束柴葛蔓及干鱼头烧灰，和熏黄、腊月猪脂涂之。

千金翼方卷第二十五　色脉

诊气色法第一

夫为医者虽善于脉候，而不知察于气色者，终为未尽要妙也。故曰：上医察色，次医听声，下医候脉。是知人有盛衰，其色先见于面部，所以善为医者，必须明于五色，乃可决生死，定狐疑。故立候气之法冠其篇首焉。

肝受病色青；心受病色赤；脾受病色黄；肺受病色白；肾受病色黑皆先视于本色。

春，面色青，目色赤，新病可疗，至夏愈。

夏，面色赤，目色黄，新病可疗，至季夏愈。

季夏，面色黄，目色白，新病可疗，至秋愈。

秋，面色白，目色黑，新病可疗，至冬愈。

冬，面色黑，目色青，新病可疗，至春愈。

论曰：此四时王相本色见，故疗之必愈。夫五脏应五行，若有病，则因其时色见于面目，亦犹灼龟于里，吉凶之兆形于表也。

扁鹊云：病人本色青，欲如青玉之泽，有光润者佳，面色不欲如青蓝之色。若面白目青是谓乱常，以饮酒过多当风，邪风入肺络于胆，胆气妄泄，故令目青。虽云夭，救不可复生矣。

病人本色赤，欲如鸡冠之泽，有光润者佳；面色不欲赤如赭土。若面赤目白，忧恚思虑，心气内索，面色反好，急求棺椁，不过十日死。

病人本色黄，欲如牛黄之泽，有光润者佳；面色不欲黄如灶中黄土。若面青目黄者，五日死。病人著床，心痛气短，脾竭内伤，百日复愈，欲起仿徨，因坐于地，其立倚床。能治此者，是谓神良。

病人本色白，欲如璧玉之泽，有光润者佳；面色不欲白如垩。若面白目黑，无复生理也。此谓醋饮过度，荣华已去，血脉已尽。虽遇岐伯，无如之何。

病人本色黑，欲如重漆之泽，有光润者佳；面色不欲黑如炭。若面黑目白，八日死，肾气内伤也。

病人色青如翠羽者生，青如草滋者死。

赤如鸡冠者生，赤如衃血者死。

黄如蟹腹者生，黄如枳实者死。

白如豕膏者生，白如枯骨者死。

黑如鸟羽者生，黑如炲煤者死。

凡相五色，面黄目青，面黄目赤，面黄目白，面黄目黑，皆不死。

病人目无精光及齿黑者，不治。

病人面失精光，如土色，不饮食者，四日死。

病人及健人面色忽如马肝，望之如青，近之如黑，必卒死。

论曰：夫五色者，五脏之华也。故天晴明时，睹万物，辨白黑，审长短。若五色不分，长短乖错，此为错乱。故人亦然。

黄帝问伯高曰：察色知病何如？伯高曰：白色起于两眉间，薄泽者，病在皮肤；唇色青黄赤黑者，病在肉；荣气濡然者，病在血脉；目色青黄赤白黑者，病在筋；耳焦枯受尘垢者，病在骨。问曰：病状如是，取之奈何？伯高曰：皮有部，肉有柱，气血有输，筋有结，骨有属。经曰：皮部在于四肢；肉柱在于臂胻诸阳分肉之间及少阴分肉之间；气血之输在于诸经络脉，气血留居则盛而起；筋部无阴阳左右，唯疾之所在；骨之属骨空之间，所以受津液而益脑髓。若取之者，必须候病间甚者也，间者，浅之少之；甚者，深之多之：随变而调之，故曰上工。经言：知一脏为下工，知二脏为中工，参而知之为上工。上工十全九，中工十全六，下工十全三，此之谓也。

雷公问曰：人有不病而卒死者，何以知之？黄帝曰：大气入于脏腑者，不病而卒死矣。

雷公问曰：病少愈而卒死者，何以知之？黄帝曰：赤色出于两颧上，大如拇指者，病虽少愈必卒死矣。黑色出于颜貌，大如拇指者，必卒死。颜貌者，面之首也。颜当两目下也，貌当两目上、眉下也。

扁鹊曰：察病气色，有赤白青黑四气，不问大小，在人年上者，病也，惟黄气得愈。年上在鼻上两目间如下。黑气细如绳在四墓，发及两颧骨上者，死。或冬三月远期至壬癸日，逢年衰者不可理，病者死。四墓当两眉坐直上至发际，左为父墓，右为母墓，从口吻下极颐名为下墓，于此四墓上观四时气。

春见青气，节尽死。

夏见赤气，节尽死。

夏秋见白气，节尽死。

春见白气，至秋死。

夏见白气，暴死；黑气，至冬死。

秋见赤气，节尽死，冬至后甲子日死。

冬见赤气，暴死；见黄气，至长夏死。

论曰：凡病黄色入鼻从口入井灶，百日死。井在鼻孔上曲中是，灶在口吻两旁上一寸是。若入者，丙丁日死。

凡人死色易验。但看年上有黑色横度者，此人不出百日死。若天中从发际两墓皆发黑色，此人三年死。天中，当鼻直上至发际是也。若颧骨上发黑色应之者，二百日死。

目下有黑色横度年上者，不出三十日死。黑色入口应天中者，不出一年死。

若天中发死色，年上命门上并黄色者，未好半恶也，以天中为主，五年内死。天中发黑色，法三年内死。所以然者，有二处得主，故五年死。

凡天中发黑色，两颧上发赤色应之者，不出六十日兵死。若年上发赤色应之者，不出三十日死。若命门上发赤色应之者，不出百日市死、妇人产死、兵死。同气从命门入耳、年上，死。

赤色从眉冲下入目，五日死或丙丁日死。

黑色在左右眉上，一日死或壬癸日死；若白色亦死，或庚辛日或二三日死。

赤色入口，三日死，远期丙丁日死。

黑色从天中及年上入目，三日死或壬癸日死，或二三日死，或百日半年死。

青色如针在目下，春死或甲乙日死。

黄色入目匝四边，戊己日死。

黑色准上行或入目，期壬癸日死，远期二十日死，若入耳鼻三日死_准

上者，当鼻上也，行谓在寿上，年上下降接相次。

黄色横两颧入鼻，一年死。

黑色如拇指在眉上，不出一年暴死。一云三年。

赤色如马，黑马如乌，见面死。在口傍左右也，右名马，左名乌。

黑色从眉绕目，死。

赤色在口两旁，死。

黑色如深漆绕口，或白色，皆死。

黄帝问扁鹊曰：人久有病，何以别生死，愿闻其要。对曰：按《明堂》察色，有十部之气，知在何部，察四时五行王相，观其胜负之变色，入门户为凶，不入为吉。白色见冲眉上者，肺有病，入阙庭者，夏死。黄色见鼻上者，脾有病，入口者，春夏死。青色见人中者，肝有病，入目者，秋死。黑色见颧上者，肾有病，入耳者，六月死。赤色见颐者，心有病，入口者，冬死。所谓门户者：阙庭，肺门户；目，肝门户；耳，肾门户；口，心脾门户。若有色气入者，皆死。黄帝曰：善。

问曰：病而辄死，甚可伤也，宁可拯乎？对曰：脏实则腑虚，腑实则脏虚。以明堂视面色，以针补泻调之，百病即愈。鼻孔呼吸，气有出入，出为阳，入为阴，阳为腑，阴为脏，阳为卫，阴为荣。故曰：人一日一夜一万三千五百息，脉行五十周于其身；漏下二刻，荣卫之气行度亦周身也。

夫面青者虚，虚者实之；补虚泻实，神归其室；补实泻虚，神舍其墟；众邪并进，大命不居。黄帝曰：善。

五实未见。

六虚者，皮虚则热，脉虚则惊，肉虚则重，骨虚则痛，肠虚则泄溏，髓虚则惰。

仲景曰：鼻头色青者，腹中冷，若痛者死。鼻头色微黑者有水气，色白者无血，色黄者胸上有寒，色赤者为风，色青者为痛，色鲜明者有留饮。

又仲景曰：病人语声寂然喜惊呼者，骨节间病；言声喑喑然不彻者，心膈间病；言声啾啾细而长者，头中病。一作痛。

诊脉大意第二

问曰：手足三阴三阳十二经皆有动脉，而独取寸口者，何也？扁鹊曰：昼夜漏水下百刻，凡一刻一百三十五息，十刻一千三百五十息，百刻一万三千五百息，脉行五十度周于身。漏下一百刻，荣卫行阳二十五度，行阴二十五度，合五十度为一周，而复会于手太阴。手太阴者，寸口也，寸口者，五脏六腑气血之所终始，故法取于寸口也。脉有尺寸者，从关至尺是尺内，阴之所治；从关至鱼际是寸内，阳之所治。寸口位八分，关上位三分，尺中位八分，合三部一寸九分。寸口关上为阳，阳脉常浮而速，尺中为阴，阴脉常沉而迟。初持脉如三菽之重，与皮毛相得者，肺脉也；如六菽之重，与血脉相得者，心脉也；如九菽之重，与肌肉相得者，脾脉也；如十二菽之重，与筋平者，肝脉也；按之至骨，举指来疾者，肾脉也。

凡诊脉，当视其人大小长短及性气缓急，称其形性则吉，与本性相乖则凶。何则？人大而脉细，人细而脉大，人乐而脉实，人苦而脉虚，性急而脉缓，性缓而脉躁，人壮而脉细，人羸而脉大，此皆为逆，逆则难治，反则为顺，则为易治。

凡妇人脉常欲濡弱于丈夫也；小儿四五岁者，脉自疾快，呼吸八至也。

凡春脉细弦而长，夏脉洪浮而长，来疾而去迟。

秋脉微浮而散，冬脉沉滑而实，季夏脉洪而迟。

凡心肺二脉大率俱浮，何以别之？浮而大者心也，浮而短者肺也。凡肝肾二脉俱沉，何以别之？牢而长者，肝也，按之濡举指来实者，肾也，迟缓而长者，脾也。

夫人受气于谷，谷入于胃，乃传于五脏六腑，五脏六腑皆受气于胃，其清者为荣，浊者为卫，荣行脉内，卫行脉外，阴阳相贯，如环之无端。故曰：胃为水谷腑，主禀四方，皆以胃气为本也。

凡人病脉不病，名曰内虚。脉病人不病，名曰行尸，死不治。

夫平和之脉，不缓不急，不涩不滑，不存不亡，不长不短，不低不昂，不纵不横，此为平也，无病。尺欲小大，关欲小实，老人脉欲微，阳羸于阴者，平也。

夫按之不足，举之有余，名曰浮。浮，阳也。

按之去来促急，名曰数。数，阳也。

按之如琴瑟弦，三关通病，梗梗无有屈挠，名曰弦。弦，阳也。《玉函经》为阴。

按之如动珠子，名曰滑。滑，阳也。

按之实强，其脉有似沉伏，名曰牢。牢，阳也。

按之浮大在指下而满，名曰洪。洪，阳也。

按之洪大牢强隐指，名曰实。实，阳也。

脉见于关上，无头尾，大如豆，厥厥摇，名曰动。动，阳也。

右件八条，皆阳脉也。

按之有余，举之不足，名曰沉。沉，阴也。

按之无，举之来，两旁实而中央空，名曰芤。芤，阴也。

按之迟小，名曰细。细，阴也。

按之短实而数，有似切绳状，名曰紧。紧，阴也。

按之依依，名曰缓。缓，阴也。

按之大而迟，名曰虚。虚，阴也。

按之短小不至，动摇若有若无，或复浮薄而细急，轻手乃得，重手不得，名曰微。微，阴也。

按之乃得，举之无有，濡而细，名曰弱。弱，阴也。

按之尽牢，举之无有，不前不却，但出不入，如鱼之接食动中，名曰迟。迟，阴也。

按之无有，举之有余，或如帛衣在水中，轻手与肌肉相得而软，名曰濡。濡，阴也。

按之促数浮短，如刮竹皮，轻手乃得，重手不离其处，或多入而少出，名曰涩。涩，阴也。

按之来数，时一止，名曰促。促，阴也。

脉来动而中止，按之小数中能还者，举指则动，名曰结。结，阴也，不死。

脉动而止，不能自还，因而复动，名曰代。代，阴也，代者死。

右件一十四条，皆阴脉也。

脉有相薄者，寸口微，而尺中弦，此为相薄也，或但寸口微而弦，亦为相薄也。

沉与伏相类；濡与弱相类；弦与紧相类；

浮与芤相类；牢与实相类；微与涩相类；

迟与缓相类；滑与数相类。

凡脉出为阳，入为阴，来往之间为脾太阴也。

凡脉浮滑长皆为阳，沉涩短皆为阴也。

脉有一阴一阳者，脉来沉而滑也；一阴二阳者，脉来沉滑而长也；一阴三阳者，脉来浮滑而长，时一沉也。一阳一阴者，脉来浮而涩也；一阳二阴者，脉来长而沉涩也；一阳三阴者，脉来沉涩而短，时一浮也。

脉有伏匿者，谓阴阳更相乘伏也。若脉居阴部，反阳脉见，为阳乘阴也；虽阳脉，时沉涩而短者，此为阳中伏阴也。脉居阳部，反阴脉见，为阴乘阳也；虽阴脉，时浮滑而长者，此为阴中伏阳也。故重阴者癫，重阳者狂。

脉有太过，有不及，有阴阳相乘，有覆有溢，有关有格。关之前者，阳之动也。脉当见九分而浮过者，谓之太过，减者谓之不及。遂上鱼为溢，为外关内格，此阴乘之脉。关之后者，阴之动也，脉当见一寸而沉。过者谓之太过，减者谓之不及。遂入尺为覆，为内关外格，此阳乘之脉，是真脏之见也。得此诸脉，人不病自死。寸脉下不至关为阳绝，尺脉上不至关为阴绝，此皆死不治，欲决死生，当以月节期之。

脉有相乘，有纵有横，有逆有顺，何以知之？水行乘火，金行乘木，名曰纵；火行乘水，木行乘金，名曰横；水行乘金，火行乘木，名曰逆；金行乘水，木行乘火，名曰顺也。

夫欲知人病将愈，当诊其三部之脉，大小迟疾浮沉正等，虽有寒热不解，然阴阳已平，知当愈也。

夫病者发热身体疼痛，此为表有病，其脉当浮大，今脉反沉迟，故知当愈。病卒腹中急痛，此为里有病，其脉当沉细，今脉反浮大，故知当愈。然此二脉，其人不即愈者，必当死，以其病与脉相反也。

夫脉者，血之腑也，长则气治，短则气病，数则烦心，大则病进。上盛则气高，下盛则气胀；代则气衰，细则气少。短而急者，病在上；长而缓者，病在下；弦而沉者，病在内；浮而洪者，病在外。脉实者，病在内，脉虚者，病在外。滑而微浮病在肺，下坚上虚病在脾胃，长而弦者病在肝，脉小血少病在心，大而紧者病在肾。

凡脉，腑为阳，主热，脏为阴，主寒。阳微自汗，阴浮自下。阳数即口疮，阴数即恶寒。阳数出血，阴涩下血。脉与肌肉相得，久持之，至者可下之。

夫脉有三部，阴阳相乘；荣卫气血，任人体躬；呼吸出入，上下于中；因息游布，津液流通，随时动作，效象形容；春弦秋浮，冬沉夏洪，察色观脉，大小不同；一时之间，变无经常，尺寸参差，或短或长，上下乖错，或存或亡，病辄改易，进退低昂，心迷意惑，动失纪纲，愿为具陈，令得分明。师曰：子之所问，道之根源，脉有三部，尺寸及关。荣卫流行，不失衡铨。肾沉心洪，肺浮肝弦，此自经常，不失铢分。出入升降，漏刻周旋，水下百刻，一周回圈，当复寸口，虚实见焉，变化相乘，阴阳相干。风则浮虚，寒则牢坚。沉潜水蓄，支饮急弦，动即为痛，数即热烦，设有不应，知有所缘，三部不同，病各异端。太过可怪，不及亦然，邪不空见，终必有奸，审察表里，三焦别焉。知其所舍，消息诊看，料度脏腑，独见若神，为子条记，传与贤人。

凡疗病，当察其形气色泽，脉之盛衰，病之新故，乃可疗之。形气相得，色泽以浮，脉顺四时，此为易治，形气相失，色夭不泽，脉实坚甚，脉逆四时，此为难疗。

夫形盛脉细，少气不足以息者，危；形瘦脉大，胸中气多者，死。形气相得者，生；三五不调者，病。

夫关前为阳，关后为阴，阳出阴入，以关为界，阳数则吐，阴数则下，阳弦头痛，阴弦腹痛。

诊四时脉第三

春，肝木王，其脉弦细而长者，平脉也。反得微浮而短涩者，是肺之乘肝，金之克木，为贼邪大逆，十死不治；反得浮大而洪者，是心之乘肝，子之乘母，为实邪，不治自愈；反得沉濡而滑者，是肾之乘肝，母之归子，为虚邪，虽病自愈；反得大而缓者，是脾之乘肝，土之畏木，为微邪，虽病不死。

夏，心火王，其脉浮大而洪者，是平脉也。反得沉濡而滑者，是肾之乘心，水之克火，为贼邪大逆，十死不治；反得大而缓者，是脾之乘心，子之乘母，为实邪，不治自愈；反得弦细而长者，是肝之乘心，母之归子，为虚邪，虽病当愈；反得微浮而短涩者，是肺之乘心，金之畏火，为微邪，虽病不死。

季夏六月，脾土王，脉大穰穰而缓者，为平脉也。反得弦细而长者，是肝之乘脾，木之克土，为贼邪大逆，十死不治；反得微浮而短涩，是肺之乘脾，子之乘母，为实邪，不治自愈；反得浮大而洪者，是心之乘脾，母之归子，为虚邪，虽病自愈；反得沉濡而滑者，是肾之乘脾，水之畏土，为微邪，虽病不死。

凡脾脉，王则不见，衰时即见。

秋，肺金王，其脉微浮而短涩者，是平脉也。反得浮大而洪者，是心之乘肺，火之克金，为贼邪大逆，十死不治；反得沉濡而滑者，是肾之乘肺，子之乘母，为实邪，不治自愈；反得大而缓者，是脾之乘肺，母之归子，为虚邪，虽病自愈；反得弦细而长者，是肝之乘肺，木之畏金，为微邪，虽病不死。

冬，肾水王，其脉沉濡而滑者，是平脉也。反得大而缓者，是脾之乘肾，土之克水，为贼邪大逆，十死不治；反得弦细而长者，是肝之乘肾，子之乘母，为实邪，不治自愈；反得微浮而短涩者，是肺之乘肾，母之归子，为虚邪，虽病自愈；反得浮大而洪者，是心之乘肾，火之畏水，为微邪，虽病不死。

诊寸口脉第四

寸口紧者，中风风头痛，亦为伤寒头痛。

寸口沉而横者，胁下有积，腹中有横积痛。

寸口浮大而实，宿食不消，浮滑亦然。

寸口沉而紧，寒结在心下痛。《千金》云沉而紧，苦心下有寒，时时痛，有积邪。

寸口沉滑，胸中有水气，面目肿有微热，名为风水。

寸口沉而弱，寒热，疝瘕，少腹痛。

寸口微而弱，气血俱虚，男子吐血，妇人下血，呕汁出。

寸口弱而弦，胸中胁下腰背并痛。

寸口双弦，胁下拘急而痛，濇濇而寒。

寸口弦紧而细，痛在心下。

寸口洪而大，伤寒热病，并胸胁下满痛。

寸口细沉滑者，有积聚在胁下，左右皆满，背相引痛。

寸口细而数，数即发热，细即反吐。

寸口缓而数者中风。

寸口沉而喘则寒热。

寸口盛而紧者，伤于食也。

寸口急，疝瘕，少腹痛。

寸口浮大而疾者，名曰阳中之阳病，苦烦满，身热，头痛，腹中热。

寸口沉细者，名曰阳之阴病，苦悲伤不乐，恶闻人声，少气时汗出，阴气不通，臂不能举。

寸口脉壮大，尺中无有，此为阳干阴病，苦腰背痛，阴中伤，足胫寒。

寸口偏绝者，则臂偏不用，其人两手俱绝者，不治。

寸口脉弱而迟，弱即卫气微，迟即荣中寒。荣为血，血寒即发热。卫为气，气微即心中饥，饥而虚满不能食。

寸口脉弱而缓，弱则阳气不足，缓即胃气有余，噫而吞酸，食卒不下，气填于膈上。一作下。

寸口脉微而弱，微即无气，弱即血不足，血不足即不能呼，气不足则不能吸，呼吸不足则胸满短气。

寸口脉微而涩，微即卫气不行，涩即荣气不逮，荣卫不能相将，三焦无所仰，身体痹不仁，荣气不足即疼而烦满，口即难言，卫气虚即恶寒而数欠。

寸口脉微而涩，微即卫气衰，涩即荣气不足，卫衰其色黄，荣不足其色青。荣为根，卫为叶，荣卫俱微即根叶枯槁，而寒栗、咳逆、唾腥、吐涎沫。

寸口脉微而缓，微即卫气疏，疏即其肤空，缓即胃气足，足即谷消而水化，谷入于胃，脉道乃行，水入于经，其血乃成，荣盛则其肤必疏，三焦绝，经名曰血崩。

寸口脉微而数，微即为风，数即为热，微为风，风即汗出，数为热振而寒栗。

寸口脉微而迟，尺脉沉即为血，滑即为实，血实内结入络胸臆，肺痿色薄，不能喘息，而心坚脱色，口不能言，肝举筋厥，四逆，不识人。

寸口脉微而濡，濡即为弱，微即为寒，濡即恶寒，弱即发热，濡即厥逆，微濡相薄，即为烦，其气在心。

寸口脉微，尺中紧，其人虚损多汗，知阴常在，绝不见阳。

寸口诸微为无阳，诸濡为无血，诸弱为发热，诸紧为寒，微濡为血不足。

诊关上脉第五

关上浮而数，胃中热。

关上浮大，风在胃中，腹胀急，心下澹澹然，羸瘦不能食。《千金》云：关上浮大，风在胃中，张口肩息，心下澹澹，食欲呕。

关上细微而绝者，腹中癖，少气，不能食。

关上微而芤，唾血，亦吐血。

关上弦紧而细，癥在胃管。

关上紧而滑者，蛔虫动。

关上微浮，积热在胃中。

关上滑而大小不均，是为病方欲来，不出一二日内复欲发动，其人欲多饮，饮即注痢。如痢止者生，不止者死。

关上弦大，有痛在脐左右上下。《脉经》云：关脉弦长者，积在脐左右上下。

诊尺中脉第六

尺中紧数而弦，下痢病。

尺中浮数，小便不利，尿黄。

尺中微而滑，带下病。

尺中微而芤，尿血。

尺中弦而细，癥在脐下。

尺中细而急，筋挛疼痹，不能行。

尺中细而滑，妇人欲产。

尺中虚小者，足胫痿，寒痹，脚疼。

尺中虚者，漏血，小便不禁。

尺中沉细者，名曰阴中之阴病。苦两脚疼酸，不能久立，阴气衰，小便有余沥，阴下湿痒。

尺脉滑而浮大者，名曰阴中之阳病。苦少腹痛满，不能尿，尿则阴中痛，大便亦热。

尺中牢长，关上无有，此为阴干阳病。苦两胫重，少腹引腰痛。

尺寸俱数，有热；俱迟，有寒。

尺寸俱濡，发热汗出。

尺寸俱浮直下，此为督脉，腰背强痛，不得俯仰，大人癫病，小儿风痫。

尺寸俱微，血气不足，其人短气。

尺寸俱牢，直上直下，此为通冲脉，胸中有寒疝。

诊杂病脉第七

热病，大汗后脉不安静者，死。

热病，脉盛大而快，不得汗，此热发也。

寒热瘰疬，脉绝代者，死。

热病未得汗，脉盛大者，生；细小者，死。

热病多汗，脉虚小者，生；紧实者，死。

热病得汗，脉常喘而热不退者，死。

汗出而衄，其脉小滑者，生；大躁者，死。一云：微细为难治。

伤寒脉浮而洪大者，易治；谵言妄语，身热脉洪大者，生；沉细而微，手足四逆者，死。

咳而尿血，羸瘦，脉大者，死。

咳而羸瘦，脉坚大者，死。

上气注液，脉虚、慢、伏匿者生；牢弦者，死。

寒疰上气，脉虚濡者，生；牢急而疾者，死。

上气喘息，脉滑手足温者，生；涩而四肢寒者，死。

上气面浮肿肩息，脉浮大者，死。

上气喘息，脉滑者，生；大而快者，死。

唾血，脉沉弱者，生。一云：紧强者死，滑者生。

吐血，脉牢实者，死。

吐血、鼻衄，脉沉细者，生；浮大而牢者，死。

中恶，腹大，脉紧实细者，生；浮大者，死。

金疮出血不断，脉大而止者，七日死。

金疮出血太多，脉虚细者，生；大数者，死。

金疮所伤，在阳处者，去血四五升，脉弱微缓而迟者，生；急疾者，死。

人被笞榜，内有结血，脉实大者，生；虚小者，死。

从高堕下及金疮内有瘀血，腹胀，脉牢大者，生；沉细者，死。

心腹痛，脉沉细者，生；浮大而长者，死。

腹胀，脉浮者，生；虚小者，死。

下痢，脉微细者，生；浮大者，死。

下痢，脉代绝者，不死。

肠澼便脓血，脉沉细虚迟者，生；疾大而有热者，死。

肠澼下白沫，脉沉者，生；浮者，死。

肠澼下赤白，脉细微而迟，身体温暖，可治。

肠澼，其脉滑者，生；浮者死；悬绝者，死。

泄痢，脉缓时小结者，生；浮大而数者，死。

洞泄，或去脓血，食不化者，脉微小者，生；实急者，死。

泄痢，脉细微而涩者，生；紧大而滑者，死。

泄痢，寸关脉不见，尺中时一见，此。肾气见，为难治。

下痢脉绝，手足寒，晬时脉还，手足温者，生；脉不还，不温者，死。

霍乱，脉大可治；微细难治。

霍乱吐下，脉微迟，气息劣，口不欲言者，不治。

病手足厥逆，脉当沉细而涩，反得坚大而滑者，死。

水病，脉洪大者，生；微细者，死。

消渴，脉数大者，生；细小浮短者，死。

卒中风，四肢不收，唇口僻，语言不正，脉浮迟者，生。癫病卒忤，脉坚弦实大者，生；虚伏濡小者，死。

癫狂恍惚，脉实牢者，生；沉细者，死。

中风口噤不能言，四肢不收，其脉浮迟者，生；实大数急者，死。

病风痹不仁，痿厥，脉虚数者，生；牢急者，死。

目眈眈，脉大缓者，死。

闭目不欲见人，脉得肝脉者，生；反得肺脉者，死。

耳聋，脉大者，生；沉迟细者，难治。

坚积泄痢，脉微细者，生；浮者，死。

头痛，脉短涩者，死；浮滑者，生。

中毒药，阳脉洪大而速者，生；微细者，死。《脉经》"速"作"迟"。

暴病，脉微细者，生；大急洪直者，死。

大人得小人脉者，死。

脉但出不能入者，死。

将死之脉，如群鸟之聚，一马之驭，系木交紧—作弛之状，如悬石之落，出筋之上，藏筋之下，坚关之里，不在荣卫，伺候交射，不可知也。

困病脉，如虾之游、如鱼之翔者，死。虾游者，冉冉而起，寻复退没，不知所在，久而复起，起辄迟而没去，甚速是也。鱼翔者，似鱼不行而但掉尾动身，其动疏而住久是也。

脉病人不病，脉如屋漏、雀啄者，死。屋漏者，其脉既绝而止，时复一起，不相连属也。雀啄者，脉来甚数而急疾，绝止久已复顿来。

脉来如弹石，去如解索者，死。弹石，脉辟辟急也。解索，脉动数而随散乱，无次绪也。

脉来涌涌不去者，死。

脉如转豆者，死。

脉如偃刀者，死。

脉怒来忽去，暂止复来者，死。

脉中移者，死。

脉久绝者，死。

脉有表无里者，死。

妇人尺脉按之不绝者，胎也。

产后寸口焱疾不调者，死；沉微附骨不绝者，生。新产后渴，热病，脉细而四肢冷者，死。

三部脉沉浮正等不断绝者，有娠也。

妊娠，脉滑疾重，手按之不散者，胎已三月也；但疾不滑者，五月也。妊娠七八月，脉实大牢强弦紧者，生；沉细者，死。欲产者，其脉细而滑也。

妇人欲产，其脉离经者，曰生也。

新产，脉小缓滑者，生；实大弦急者，死。

已产，脉沉虚小者，生；实牢坚者，死。

妇人月经不通，脉绝小实者，生；浮虚者，死。

妇人脉寸关调如故，而尺脉绝不至者，月经不利，当患少腹引腰绞痛，气积聚上叉胸胁也。

漏下赤白，脉急疾者，死；迟滑者，生。

妇人脉尺寸俱微弱，则绝子不产也。

小儿脉沉者，乳不消也。

小儿弦急者，客忤气也。

凡按人脉五十至而不止者，五脏皆受气足，吉也；四十动而一止，一脏无气，四岁死；三十动而一止者，二脏无气，三岁死；二十动而一止者，三脏无气，二岁死；一十动而一止者，四脏无气，岁中死。

凡脉一动一止，或三动一止，或十动一止，投数无常，此死脉也。命虽未尽，正当小引日月耳。

凡脉一呼再至，一吸再至，呼吸定息，其脉五至，不大不小为平。若一呼三至，一吸三至，始为得病也。

夫脉前大后小，则为头痛目眩，前小后大，则为胸满短气。

问曰：何谓损至，答曰：脉有损至。谓一呼再至曰平，三至曰离经，四至曰夺精，五至曰死，六至曰命绝，此谓至脉也。一呼一至曰离经，二呼一至曰夺精，三呼一至曰死，四呼一至曰命绝，此谓损脉也。至脉从下上也，损脉从上下也。损脉之为病也，一损，损于皮毛，皮聚而毛落。二损，损于血脉，血脉虚少，不能荣于五脏。三损，损于肌肉，肌肉消瘦，饮食不为肌肤。四损，损于筋，筋缓不能自扶持。五损，损于骨，骨痿不能起于床。反此者至于收病，从上下者，骨痿不能起于床者，死。从下上者，皮聚而毛落者，死。

损其肺者，益其气；损其心者，调其荣卫；损其脾者，调其饮食，适其寒温；损其肝者，缓其中；损其肾者，益其精气也。

凡脉一息再至为平，无病也。一息三至名离经。离，失也；经，常也。其人荣卫已亏，将欲病也。

一息四至为夺精，其人已病也。一息五至为绝命，有大有小为难治。一息六至为将灭。一息七至为命尽。一息八至为无魂。一息九至为无魄。一息十至为今死。

一息一至，其人虽行，当着床，其人血脉已病，诸气皆不足也。二息一至为危。三息一至为困。四息一至为行尸，将死。五息一至为定死。

千金翼方卷第二十六 针灸上

取孔穴法第一

论曰：安康公李袭兴称，武德中出镇潞州，属随征士甄权以新撰《明堂》示余，余既暗昧，未之奇也。时有深州刺史成君绰，忽患颈肿如数升，喉中闭塞，水粒不下已三日矣，以状告余，余屈权救之，针其右手次指之端，如食顷，气息即通，明日饮啖如故。尔后缙绅之士，多写权图，略遍华裔。正观中入为少府，奉敕修《明堂》，与承务郎司马德逸、太医令谢季卿、太常丞甄立言等，校定经图，于后以所作呈示。甄权曰：人有七尺之躯，脏腑包其内，皮肤络其外，非有圣智，孰能辨之者乎？吾十有八而志学于医，今年过百岁，研综经方，推究孔穴，所疑更多矣。窃闻寻古人，伊尹《汤液》，依用炎农《本草》；扁鹊针灸，一准黄帝雷公。问难殷勤，对扬周密。去圣久远，愚人无知，道听途说，多有穿凿，起自胸臆。至如王遗乌衔之法，单行浅近虽得，其效偶然，即谓神妙，且事不师古，远涉必泥。夫欲行针者，必准《轩辕正经》；用药者，须依《神农本草》。自余《名医别录》，益多误耳。余退以《甲乙》校秦承祖图，有旁庭、脏会等一十九穴，按六百四十九穴有目无名，其角孙、景风一十七穴，三部针经具存焉。然其图缺漏，仍有四十九穴，上下倒错，前后易处，不合本经，所谓"失之毫厘，差之千里"也。至如石门、关元二穴，在带脉下相去一寸之间，针关元主妇人无子，针石门则终身绝嗣。神庭一穴在于额上，刺之主发狂，灸之则愈癫疾。其道幽隐，岂可轻侮之哉？人诚知惜命，罕通经方，抄写方书，专委下吏，承误即录，纰缪转多；近智之徒，不见正本，逢为经抄，以此而言，可为深诫！今所述针灸孔穴，一依甄公《明堂图》为定，学者可细详之。且夫当今医者，各承一业，未能综练众方，所以救疾多不全济，何哉？或有偏功针刺，或有偏解灸方，或有惟行药饵，或有专于禁咒，故以网罗诸疾，有愈于是，慨其如此，聊以养疾之暇，撰录灸经以贻后嗣。其于条例具之。医者意也，善于用意即为良医。良医之道，必先诊脉处方，次即针灸。内外相扶，病必当愈。何则？汤药攻其内，针灸攻其外。不能如此，虽时愈疾，兹为偶瘥，非医瘥也。又以孔穴难谙，非图莫可，虽复经本具述，自非硕学之士，造次未可卒知。所以先述取穴方法云尔。

仰人面二十六穴第一

神庭 在发际直鼻。不刺。一云入发际一分。

曲差 夹神庭一寸半，在发际。

攒竹 在眉头陷中。

睛明 在目内眦。

迎香 在禾髎上鼻下孔旁。一云在禾髎上一寸。

素髎 在鼻柱端。

水沟 在鼻柱下人中。

兑端 在唇上端。

龈交 在唇内齿上龈缝。

本神 在曲差旁一寸半。

阳白 在眉上一寸直瞳子。

承泣 在目下七分，直瞳子。不灸。

四白 在目下一寸。

巨髎 夹鼻旁八分，直瞳子。

禾髎 直鼻孔下夹水沟旁五分。

地仓 夹口旁四分。一云在口角一韭叶近下颊隙。

承浆 在颐前下唇之下。

廉泉 在颔下结喉上舌本。

头维 在额角发本神旁一寸半。不灸。

上关 在耳前上廉起骨，开口取之。

下关 在客主人下耳前动脉下空下廉，合口有穴，张口则闭。

颊车 在耳下曲颊端陷中。

大迎 在曲颔前一寸二分骨陷中动脉。

丝竹空 在眉后陷中。不灸。

瞳子髎 在目外，去眦五分。

颧髎 在面頄骨下，下廉陷中。

头上第一行九穴第二

上星 在颅上直鼻中央，入发际一寸，陷容豆。

囟会 在上星后一寸陷中。

前顶 在囟会后一寸半骨陷中。

百会 在前顶后一寸半顶中心。

后顶 在百会后一寸半枕骨上。

强间 在后顶后一寸半，脑户前一寸半。

脑户 在枕骨上强间后一寸半。不灸。一云在喑门上一寸。

风府 入发际一寸，大筋内宛宛中。不灸。一云在喑门上一寸。

喑门 在项后发际宛宛中。不灸。一云在脑户下三寸，又名哑门。

头上第二行六穴第三

五处 在头上，去上星一寸半。

承光 在五处后一寸。不灸。一云一寸半。

通天 在承光后一寸半。

络却 在通天后一寸半。

玉枕 在络却后七分半，夹脑户旁一寸三分起肉、枕骨上入发际三寸。

天柱 夹项后发际大筋外廉陷中。

头上第三行六穴第四

临泣 当目上眦，直入发际五分陷中。

目窗 在临泣后一寸。

正营 在目窗后一寸。

承灵 在正营后一寸。

脑空 在承灵后一寸半，夹玉枕骨下陷中。

风池 在颞颥后发际陷中。

伏人耳后六穴第五

颅息 在耳后青脉间。

瘈脉 在耳本鸡足青脉。不灸。

完骨 在耳后入发际四分。

窍阴 在完骨上,枕骨下。

翳风 在耳后陷中,按之引耳中。

浮白 在耳后,入发际一寸。此穴在翳风前、窍阴后,写时请为用心看。

伏人脊中第一行十一穴第六

大椎 在第一椎上陷中。

陶道 在大椎下节间。

身柱 在第三椎下节间。

神道 在第五椎下节间。

至阳 在第七椎下节间。

筋缩 在第九椎下节间。

脊中 在第十一椎下节间。不灸。

悬枢 在第十三椎下节间。

命门 在第十四椎下节间。

腰俞 在第二十一椎下节间。

长强 在脊骶端。

伏人脊中第二行二十一穴第七

大杼 在项第一椎下两旁各一寸半陷中。

风门热府 在第二椎下两旁各一寸半。

肺俞 在第三椎下两旁各一寸半。

心俞 在第五椎下两旁各一寸半。

膈俞 在第七椎下两旁各一寸半。

肝俞 在第九椎下两旁各一寸半。

胆俞 在第十椎下两旁各一寸半。

脾俞 在第十一椎下两旁各一寸半。

胃俞 在第十二椎下两旁各一寸半。

三焦俞 在第十三椎下两旁各一寸半。

肾俞 在第十四椎下两旁各一寸半。

大肠俞 在第十六椎下两旁各一寸半。

小肠俞 在第十八椎下两旁各一寸半。

膀胱俞 在第十九椎下两旁各一寸半。

中膂俞 在第二十椎下两旁各一寸半。

白环俞 在第二十一椎下两旁各一寸半。

上髎 在第一空腰果下一寸夹脊陷中。

次髎 在第二空夹脊陷中。

中髎 在第三空夹脊陷中。

下髎 在第四空夹脊陷中。

会阳 在阴尾骨两旁。

伏人脊中第三行十三穴第八

附分 在第二椎下附项内廉两旁各三寸。

魄户 在第三椎下两旁各三寸。

神堂 在第五椎下两旁各三寸。

譩譆 在肩膊内廉，夹第六椎下两旁各三寸。

膈关 在第七椎下两旁各三寸。

魂门 在第九椎下两旁各三寸。

阳纲 在第十椎下两旁各三寸。

意舍 在第十一椎下两旁各三寸。

胃仓 在第十二椎下两旁各三寸。

肓门 在第十三椎下两旁各三寸。

志室 在第十四椎下两旁各三寸。

胞肓 在第十九椎下两旁各三寸。

秩边 在第二十一椎下两旁各三寸。

侧人耳颈二十六穴第九

颔厌 在曲周颞颥上廉。

悬颅 在曲周颞颥上廉中。

悬厘 在曲周颞颥下廉。

天冲 在耳上如前三寸。

曲鬓　在耳上发际曲隅陷中。

角孙　在耳郭中间上，开口有穴。

率谷　在耳上入发际一寸半。

和髎　在耳前兑发下动脉。

耳门　在耳前起肉当耳缺。

听会　在耳前陷中，张口得之。

天容　在耳下颊后。

听宫　在耳中珠子，大如赤小豆。

天牖　在颈筋、缺盆、天容后，天柱前，完骨下，发际上。一云在风池上一寸。

缺盆　在肩上横骨陷中。

天鼎　在颈缺盆，直扶突、气舍后一寸半。

天窗　在曲颊下，扶突后，动应手陷中。

扶突　在曲颊下一寸，人迎后。

人迎　在颈大筋，脉动应手，夹结喉旁，以候五脏气，不灸。

水突　在颈大筋前，直人迎下，气舍上。

气舍　在颈直人迎夹天突陷中。

侧胁十穴第十

章门　一名长平，在大横外直脐季肋端。

京门　在监骨腰中季肋本夹脊。

带脉　在季肋下一寸八分。

五枢　在带脉下三寸。一云在水道下一寸半。

维道　在章门下五寸三分。

居窌　在长平下八寸三分，监骨上。

泉腋　在腋下三寸宛宛中，举臂取之。

大包　在泉腋下三寸。

辄筋　在腋下三寸，复前行一寸，着胁。

天池　在乳后一寸，腋下三寸，著胁直腋，掘肋间。

胸部中央直下第一行七穴第十一

天突 在颈结喉下五寸中央宛宛中。

璇玑 在天突下一寸陷中，仰头取之。

华盖 在璇玑下一寸陷中，仰而取之。

紫宫 在华盖下一寸六分陷中，仰而取之。

玉堂 在紫宫下一寸六分陷中。

膻中 在玉堂下一寸六分，直两乳间陷中。

中庭 在膻中下一寸六分陷中。

胸部第二行六穴第十二

俞府 在巨骨下去璇玑旁各二寸陷中，仰卧取之。

彧中 在俞府下一寸六分陷中，仰卧取之。

神藏 在彧中下一寸六分陷中，仰卧取之。

灵墟 在神藏下一寸六分陷中，仰而取之。

神封 在灵墟下一寸六分。

步郎 在神封下一寸六分陷中，仰而取之。

胸部 第三行六穴第十三

气户 在巨骨，夹俞府两旁各二寸陷中。

库房 在气户下一寸六分陷中。

屋翳 在库房下一寸六分陷中。

膺窗 在屋翳下一寸六分。

乳中 不灸刺。

乳根 在乳下一寸六分陷中。

胸部第四行六穴第十四

云门 在巨骨下气户两旁各二寸陷中，动脉应手，举臂取之。

中府 在云门下一寸、乳上三肋间，动脉应手陷中。

周荣 在中府下一寸六分陷中。

胸乡 在周荣下一寸六分陷中。

天溪 在胸乡下一寸六分陷中。

食窦 在天溪下一寸六分陷中，举臂取之。

腹中央第一行十四穴第十五

鸠尾 在臆前蔽骨下五分。不灸刺。

巨阙 在鸠尾下一寸。

上管 在巨阙下一寸、去蔽骨三寸。

中管 在上管下一寸。

建里 在中管下一寸。

下管 在建里下一寸。

水分 在下管下，脐上一寸。

脐中 不刺。

阴交 在脐下一寸。

气海 在脐下一寸半。

石门 在脐下二寸。女子不灸。

关元 在脐下三寸。

中极 在脐下四寸。

曲骨 在横骨上、中极下一寸毛际陷中。

腹第二行十一穴第十六

幽门 在巨阙旁半寸陷中。

通谷 在幽门下一寸陷中。

阴都 在通谷下一寸。

石关 在阴都下一寸。

商曲 在石关下一寸。

肓俞 在商曲下一寸，直脐旁五分。

中注 在肓俞下五分。

四满 在中注下一寸。

气穴 在四满下一寸。

大赫 在气穴下一寸。

横骨 在大赫下一寸。

腹第三行十二穴第十七

不容 在幽门旁一寸五分，去任脉二寸，直四肋端相去四寸。

承满　在不容下一寸。

梁门　在承满下一寸。

关明　在梁门下、太一上一寸。《千金》云梁门下五分。

太一　在关明下一寸。《千金》、《甲乙经》皆云梁门下一寸。

滑肉门　在太一下一寸。

天枢　去肓俞一寸半。夹脐各二寸陷中。

外陵　在天枢下、大巨上。《千金》云在天枢下半寸。

大巨　在长溪下二寸《千金》云在脐下一寸、两旁各二寸。

水道　在大巨下三寸。

归来　在水道下二寸。

气冲　在归来下鼠鼷上一寸。

腹第四行七穴第十八

期门　在第二肋端，不容旁各一寸半，上直两乳。

日月　在期门下五分。

腹哀　在日月下一寸半。

大横　在腹哀下三寸，直脐旁。

肠结　在大横下一寸三分。一云腹结。

府舍　在肠结下三寸。

冲门　上去大横五寸。在府舍下横骨两端约中动脉。一云冲门。

手太阴肺经十六穴第十九

少商　在手大指端内侧，去爪甲角如韭叶。

鱼际　在手大指本节后内侧散脉内。

太泉　在掌后陷中。

经渠　在寸口陷中。不灸。

列缺　去腕上一寸半。

孔最　在腕上七寸。

尺泽　在肘中约上动脉。

侠白　在天府下，去肘五寸动脉。

天府　在腋下三寸，臂臑内廉动脉。不灸。

臑会 在臂前廉，去肩头三寸。

手阳明大肠经二十六第二十

商阳 在手大指次指内侧，去爪甲角如韭叶。

二间 在手大指次指本节前内侧陷中。

三间 在手大指次指本节后内侧陷中。

合谷 在大指歧骨间。

阳溪 在腕中上侧两筋间陷中。_{一云在合谷上三寸。}

偏历 在腕后三寸。

温留 在腕后，小士五寸、大士六寸。

下廉 在辅骨下，去上廉一寸。

上廉 在三里下一寸。

三里 在曲池下二寸，按之肉起兑肉之端。

曲池 在肘外辅，屈肘曲骨之中一云在肘上横纹中。

肘髎 在肘大骨外廉陷中。

五里 在肘上行马裹大脉中。不刺《甲乙经》云在肘上二寸。

臂臑 在肘上七寸䐃肉端。

肩髃 在肩端臑上，斜举臂取之。

秉风 在夹天髎外、肩上髃后，举臂有空。

肩井 在肩上陷解中，缺盆上大骨前。

天髎 在缺盆中，上毖骨之际陷中。

巨骨 在肩端上行，两叉骨间陷中。

肩髃 在肩端两骨间。

手少阴心经八穴第二十一

少冲 在手小指内廉之端，去爪甲角如韭叶。

少府 在手小指本节后陷中，直劳宫。

神门 在掌后兑骨之端陷中。

阴郄 在掌后脉中，去腕半寸。

通理 在腕后一寸。

灵道 在掌后一寸半。

少海　在肘内廉节后陷中。

极泉　在腋下筋间动脉，入胸。

手太阳小肠经九穴第二十二

少泽　在手小指之端，去爪甲一分陷中。

前谷　在手小指外侧，本节前陷中。

后溪　在手小指外侧，本节后陷中。

腕骨　在手外侧，腕前起骨下陷中。

阳谷　在手外侧，腕中兑骨之下陷中。

养老　在手踝骨上一空，在后一寸陷中。

支正　在腕后五寸。

小海　在肘内大骨外，去肘端五分陷中。

肩贞　在肩曲甲下两骨解间、肩髃后陷中。

手厥阴心主经八穴第二十三

中冲　在手中指之端，去爪甲如韭叶陷中。

劳宫　在掌中央动脉。

内关　在掌后，去腕二寸。

大陵　在掌后两筋间陷中。

间使　在掌后三寸，两筋间陷中。

郄门　去腕五寸。

曲泽　在肘后内廉下陷中，屈肘得之。

天泉　在曲腋下，去臂二寸，举腋取之。

手少阳三焦经十七穴第二十四

关冲　在手小指次指之端，去爪甲角如韭叶。

腋门　在手小指次指间陷中。

中渚　在手小指次指后，本节后间陷中。

阳池　在手表腕上陷中。

外关　在腕后二寸陷中。

支沟　在腕后三寸两骨间陷中。一云在阳池上一寸。

会宗　在腕后三寸空中。

三阳络　在臂上大交脉，支沟上一寸。不刺。

四渎　在肘前五寸外廉陷中。

天井　在肘外大骨后一寸、两筋间陷中，屈肘得之。

清冷泉　在肘上三寸，伸肘举臂取之。

消泺　在肩下臂外，开腋斜肘分下行。

天宗　在秉风后大骨下陷中。

臑腧　夹肩髎后大骨下胛上廉陷中。

肩外腧　在肩胛上廉，去脊三寸陷中。

肩中腧　在肩胛内廉，去脊二寸陷中。

曲垣　在肩中央曲胛陷中，按之应手痛。

足太阴脾经十二穴第二十五

隐白　在足大指端内侧，去爪甲角如韭叶。

大都　在足大指本节后陷中。

太白　在足内侧核骨下陷中。

公孙　在足大指本节后一寸。

商丘　在足内踝下微前陷中。

三阴交　在足内踝上三寸骨下陷中。

漏谷　在足内踝上六寸骨下陷中。

地机　在膝下五寸。

阴陵泉　在膝下内侧辅骨下陷中，伸足得之。

血海　在膝膑上内廉白肉际二寸。

箕门　在鱼腹上越筋间，动应手阴市内。<small>一云在阴股内起脉间。</small>

气冲　在阴股内动脉。<small>此穴已见上腹第三行中。</small>

足阳明胃经十五穴第二十六

厉兑　在足大指次指之端，去爪甲角如韭叶。

内庭　在足大指次指外间陷中。

陷谷　在足大指次指外间本节后，去内庭二寸。

冲阳　在足跌上五寸骨间，去陷谷三寸。

解溪　在冲阳后一寸半腕上陷中。

丰隆　在外踝上八寸，下廉胻外廉陷中。

上廉　在三里下三寸。一名上巨虚。

下廉　在上廉下三寸。一名下巨虚。

条口　在下廉上一寸。

三里　在膝下三寸胻外廉。

犊鼻　在膝膑下骭上夹解大筋中。

阴市　在膝上三寸伏兔下，若拜而取之。

伏菟　在膝上六寸起肉。

髀关　在膝上伏菟后交分中。

梁丘　在膝上二寸两筋间。

足厥阴肝经十一穴第二十七

大敦　在足大指端去爪甲如韭叶及三毛中。

行间　在足大指间动应手陷中。

太冲　在足大指本节后二寸或一寸半陷中。

中封　在足内踝前一寸，仰足取之，伸足乃得。

蠡沟　在足内踝上五寸。

中郄　在足内踝上七寸胻骨中，与少阴相直。

膝关　在犊鼻下三寸陷中。《甲乙经》云二寸。

曲泉　在膝内辅骨下大筋上、小筋下陷中，屈膝而得之。

阴包　在膝上四寸，股内廉两筋之间。

五里　在阴廉下二寸。《甲乙针经》云在阴廉下，去气冲三寸，阴股中动脉。

阴廉　在羊矢下去气冲二寸动脉。

足少阳胆经十五穴第二十八

窍阴　在足小指次指之端，去爪甲角如韭叶。

侠溪　在足小指次指歧间本节前陷中。

地五会　在小指次指本节后陷中。不灸。

丘墟　在足外踝如前陷中，去临泣三寸。一云伸脚取之。

临泣　在小指次指本节后间，去侠溪一寸半。

付阳　在外踝上三寸，太阳前少阳后筋骨间。

悬钟 一名绝谷，在外踝上三寸动者中。

光明 在足外踝上五寸。

外丘 在足外踝上七寸。

阳辅 在足外踝上辅骨前绝骨端，如前三寸许，去丘墟七寸。

阳交 在足外踝上七寸，斜属三阳分肉间。

阳陵泉 在膝下一寸外廉陷中。

阳关 在阳陵泉上五寸，犊鼻外陷中。

环跳 在髀枢中，侧卧伸下足，屈上取上足。一云髀枢中，外砚骨陷中。

中渎 在髀外膝上五寸分肉间陷中。

足少阴肾经十一穴第二十九

涌泉 在足心陷中，屈足卷指宛宛中。

然谷 在足内踝前，起大骨下陷中。

太溪 在足内踝后，跟骨上动脉陷中。

太钟 在足踝后。

水泉 去太溪下一寸，在内踝下。

照海 在足内踝下。

复溜 在足内踝上二寸陷中。

交信 在足内踝上二寸，少阴前太阴后廉筋骨间。

筑宾 在内踝上端分中。

阴谷 在膝内辅骨之后、大筋之下、小筋之上，按之应手，屈膝得之。

会阴 在大便前、小便后两阴间。

足太阳膀胱经十七穴第三十

至阴 在足小指外侧，去爪甲角如韭叶。

通谷 在足小指外侧，本节前陷中。

束骨 在足小指外侧，本节后陷中。

京骨 在足外侧大骨下赤白肉际陷中。

申脉 在足外踝下陷中，容爪甲。

金门 在足外踝下，名曰关梁。

仆参 在足跟骨下陷中。

昆仑 在足外踝后跟骨上陷中。一云在外踝，从地直上三寸两筋骨中。

承山 在兑腨肠下分肉间陷中。

飞扬 在外踝上七寸。

承筋 在腨中央陷中。不刺。《千金》云在胫后，从脚跟上七寸腨中。

合阳 在膝约中央下二寸。

委中 在腘中约纹动脉。

委阳 在足太阳后，出于腘中外廉两筋间承扶下。

浮郄 在委阳上一寸，展足得之。

殷门 在肉郄下六寸。

扶承 一名肉郄，在尻臀下股阴下纹中。

三阴三阳流注法

肺手太阴 少商 鱼际 大渊 列缺 经渠 尺泽 募中府 腧三椎

大肠手阳明 商阳 二间 三间 合谷 阳溪 曲池 募天枢 腧十六椎

心手厥阴 中冲 劳宫 大陵 内关 间使 曲泽 募巨阙 腧五椎

心手少阴 少冲 少府 神门 通里 灵道 少海

小肠手 太阳 少泽 前谷 后溪 腕骨 阳溪 小海 募关元 腧十八椎

脾足太阴 隐白 大都 太白 公孙 商丘 阴陵泉 募章门 腧十一椎

胃足阳明 厉兑 内庭 陷谷 冲阳 解溪 三里 募中管 腧十二椎

肝足厥阴 大敦 行间 太冲 中封 中郄 曲泉 募期门 腧第九椎

胆足少阳 窍阴 侠溪 临泣 丘墟 阳辅 阳陵泉 募日月 腧第十椎

肾足少阴 涌泉 然谷 太溪 水泉 复溜 阴谷 募京门 腧十四椎

膀胱足太阳 至阴 通谷 束骨 京骨 昆仑 委中 募中极 腧十九椎

三焦手少阳 关冲 腋门 中渚 阳池 支沟 天井 募石门 腧十三椎

右五脏六腑，三阴三阳，十二经脉，脏腑出井流荥，注腧过原，行经入合，募前后法：假令肺手太阴为脏，出于少商为井，流于鱼际为荥，注于大泉为腧，过于列缺为原，行于经渠为经，入于尺泽为合，募在中府，腧在第三椎。他皆仿此。

阳井为金，阴井为水；阳荥为水，阴荥为火；阳俞为木，阴俞为火；阳原为火，阴原为金；阳经为火，阴经为金；阳合为土，阴合为水。

妇人第二

法四十五首

绝子，灸然谷五十壮，穴在内踝前直下一寸。

胞门闭塞绝子，灸关元三十壮，报之。

妊胎不成，若堕胎腹痛，漏胞见赤，灸胞门五十壮，关元左边二寸是也。右边名子户。

又灸气门穴，在关元旁三寸，各五十壮。《千金》云百壮。

子脏闭塞不受精，灸胞门五十壮。

绝嗣不生，漏下赤白，灸泉门十壮，三报之。穴在横骨当阴上际。石门穴在气海下一寸，针入一分，留三呼，得气即泻，主妇人气痛坚硬，产后恶露不止，遂成结块，崩中断绪，日灸二七至一百止。

关元在石门下一寸，主断绪产道冷，针入八分留三呼，泻五吸。灸亦佳，但不及针，日灸一百止。

崩中带下，因产恶露不止。中极穴在关元下一寸，妇人断绪最要穴，四度针即有子。若未有，更针入八分，留十呼，得气即泻。灸亦佳，但不及针，日灸三七至三百止。

白崩中，灸少腹横纹，当脐孔直下一百壮。

又灸内踝上三寸，左右各一百壮。

带下，灸间使三十壮。又淋、小便赤、尿道痛、脐下结块如覆杯，或因食得，或因产得，恶露不下，遂为疝瘕，或因月事不调，血结成块，皆针之如上。

妇人遗尿，不知时出，灸横骨当阴门七壮。

妊不成，数堕落，灸玉泉五十壮，三报之中极是。

灸夹丹田两边相去各一寸名四满，主月水不利，贲血上下并无子。灸三十壮，丹田在脐下二寸。

妇人胞落癩，灸脐中二百壮。

水泄痢，灸气海百壮，三报之。

胞落癩，灸身交五十壮，三报之，是脐下横纹中。

又灸背脊当脐五十壮。

又灸玉泉五十壮，三报之。

又灸龙门二十壮，三报之，是阴中上外际。

胞下垂注阴下脱，灸夹玉泉三寸，随年壮。三报之。

阴冷肿痛，灸归来三十壮，三报之，夹玉泉两旁五寸。

妇人无乳法：

初针两手小指外侧近爪甲深一分，两手腋门深三分，两手天井深六分。若欲试之，先针一指即知之，神验不传。

妇人逆产足出，针足太阴入三分，足入乃出针，穴在内踝后白肉际陷骨宛宛中。

横产手出，针太冲入三分，急补百息，去足大指奇一寸。

胞衣不出，针足太阳入四寸，在外踝下后一寸宛宛中。

又针足阳跻入三分，在足外踝下白肉际。

产后脉绝不还，针合谷人三分，急补之。又主胎上抢心。

心一作阴中懊恢痛，针涌泉入三分。

心中懊恢痛，针劳宫入五分，补之。

产后出汗不止，针太冲，急补之。

产难、月水不禁、横生胎动，皆针三阴交。

胞衣不出，或腹中积聚，皆针胞门入一寸，先补后泻，去关元左二寸。

又针章门入一寸四分。

子死腹中及难产，皆针胞门。

胎动及崩中下痢，贲气上逆，针丹田入一寸四分，在脐下二寸。

凡难产，针两肩井一寸，泻之，须臾即生也。

漏胞下血不禁，灸关元两旁相去三寸，百壮。

妇人阴中痛引心下少腹绞痛，灸膝外边上去一寸宛宛中。

妇人下血，泄痢赤白，漏血，灸足太阴五十壮，在内踝上三寸百壮，主腹中五寒。

妇人漏下赤白，月水不利，灸交仪穴，在内踝上五寸。

妇人下血，漏赤白，灸营池四穴三十壮，在内踝前后两边池上脉，一名阴阳。

妇人漏下赤白，四肢酸削，灸漏阴三十壮，穴在内踝下五分微动脉上。

妇人下赤白漏，泄注，灸阴阳穴，随年壮，三报之。在足拇指下屈里表头白肉际。

小儿惊痫第三

法二十一首

曲泽，主心下光澹澹喜惊。

阴交、气海、大巨，主惊不得卧。

阴跻，主卧惊，视如见星。

大钟、郄门，主惊恐畏人，神气不足。

然谷、阳陵泉，主心中怵惕，恐人将捕之。

解溪，主瘈疭而惊。

少冲，主太息烦满，少气悲惊。

行间，主心痛数惊，心悲不乐。

阳谷，主风眩惊手捲。

厉兑，主多卧好惊。

腋门，主喜惊，妄言面赤。

神门，主数噫，恐悸少气。

间使，主喜惊，瘖不能言。

三间、合谷，主喜惊。

阳溪，主惊瘈。

通里，主心下悸。

大陵，主心中澹澹惊恐。

手少阴阴郄，主气惊心痛。

天井，主惊瘛。

后溪，主泪出而惊。

腕骨，主烦满惊。

鼻病第四

法七首

鼻中壅塞，针手太阳入三分，在小指外侧后一寸白肉际宛宛中。

囟一穴，主鼻塞不闻香气，日灸二七至七百壮。初灸时痛，五十壮已去不痛，七百壮还痛即止，至四百壮渐觉鼻轻。

治鼻中息肉，灸上星二百壮，入发际一寸。

又夹上星相去三寸，各百壮。

衄时痒，便灸足大指节横理三毛中十壮，剧者百壮，衄不止灸之，并主阴卵肿。

鼻衄不止，灸涌泉二穴百壮。

灸鼻两孔与柱七壮，主鼻涕出不止。

舌病第五

法二十五首

重舌，灸行间，随年壮，穴在足大指歧中，二穴。

小儿重舌，灸左足踝上七壮。

又灸两足外踝上三壮。

紧唇，灸虎口，男左女右七壮。

又灸承浆三壮。

牙齿疼，灸两手中指背第一节前有陷处七壮，下火立愈。

齿疼，灸外踝上高骨前交脉上七壮。

风牙疼，逐左右，以绳量手中指头至掌后第一横纹，折为四分，以度横纹后，当臂两筋间。当度头灸三壮，随左右灸之。两相患，灸两臂至验。

耳聋鸣，客主人一名上关，在听会上一寸动脉宛宛中，针入一分，主耳聋鸣如蝉。

又聤耳脓出，亦宜灸，日三壮至二百壮，侧卧张口取之。

又听会在上关下一寸动脉宛宛中，一名耳门，针入三分，主耳聋、耳中如蝉鸣。通耳灸，日五壮至七壮止。十日后还依前灸之，慎生冷、醋、滑、酒、面、羊肉、蒜、鱼、热食。

又合谷在虎口后纵纹头，立指取之宛宛中，主耳聋，飕飕然如蝉鸣，宜针入四分，留三呼五吸。忌灸，慎洗手，凡针手足，皆三日勿洗也。

耳风聋雷鸣，灸阳维五十壮，在耳后，引耳令前弦弦筋上是。

耳聋不得眠，针手小指外端近甲外角肉际，入一分半，补之。

又针关冲，入一分半。补之。

又针腋门，在手小指次指奇间，入三分，补之。

牙车失欠蹉跌，灸第五椎，日二七壮，满三百壮不瘥，灸气冲二百壮，胸前喉下寅骨中是。

又灸足内踝上三寸宛宛中三百壮，三报之。

听会，主牙车急及脱臼相离二寸，在上关下一寸，一名耳门。侧卧张口乃得之，针入三分留三呼，得气即泻，不补；宜灸，日五壮至七壮止，十日后还依前灸，慎生冷、醋、滑。

又法：下关在耳门下一寸宛宛中动脉际是也，主牙车脱关，不得嚼食。侧卧开口取之，针入四分，与上同法，灸数亦同。忌热食、酒、面。

颊车，在耳下二韭叶宛宛中，主牙车不开、口噤不言及牙疼不得食、牙颊肿。侧卧张口取之，针入四分，得气即泻，不补宜灸，日七壮至七七壮即止。

喉痹，针两小手指爪纹中出血三大豆许即愈，左刺左，右刺右。

又：手无名指甲后一韭叶名关冲，主喉痹，不得下食饮，心热嗌嗌，常以缪刺之，患左刺右，患右刺左也，都患刺两畔。

咽喉酸辛，灸少冲七壮，雀矢大注。

神门、合谷，主喉痹心烦。

脚气第六

法三首 论一首

初灸风市，次伏菟，次犊鼻，次膝目，次三里，次上廉，次下廉，次绝骨。凡八穴。

风市穴：令病人起，正身平立，垂两手直下，舒十指掩着两髀，便点手中指头，髀大筋上灸百壮，逐轻重灸之，轻者不可减百壮，重者一穴五六百壮。

伏菟穴：令病人累夫端坐，以病人手夫横掩膝上，夫下旁与曲膝头齐，上旁侧夫际当中央是，灸百壮，亦可五十壮。

犊鼻穴：在膝头盖骨上际外角平处，以手按之，得节解是；一法云在膝头下近外三骨箕踵中，动脚，以手按之，得窟解是；灸五十壮，可至百壮。

膝目穴：在膝头下两旁陷者宛宛中是，灸百壮。

三里穴：在膝头骨节下一夫跗胫骨外是；一法云在膝头骨节下三寸。人有长短大小，当以病人手夫度取。灸百壮。

上廉穴：在三里下一夫，亦跗胫骨外是，灸百壮。

下廉穴：在上廉下一夫，亦跗胫骨外是，灸百壮。

绝骨穴：在足外踝上一夫；亦云四寸是，灸百壮。

凡此诸灸，不必一顿灸尽壮数，可日日报灸之，三日之中，令尽壮数为佳。凡病一脚灸一脚，病两脚便灸两脚也。凡脚弱病多着两脚。一方云：觉脚异便灸三里及绝骨各一处，两脚异者合四穴灸之，多少逐病轻重，大要虽轻不可减百壮，不瘥，速令以次灸之，多则佳。

脚疼，三阴交三百壮，神良。一云灸绝骨最要。论曰：有人得之不以为事，不觉忽然入腹，腹肿心热，其气大上，遂至绝命。当知微觉有异，即须大灸之，乃得应手即瘥。亦依旧支法存灸之，梁丘、犊鼻、三里、上廉、下廉、解溪、太冲、阳陵泉、绝骨、昆仑、阴陵泉、三阴交、足太阳、复溜、然谷、涌泉、承山、束骨等凡一十八穴。旧法多灸百会、风府、五脏六府腧募，顷来灸者悉觉引气向上，慎不得灸，以上大忌之。

又：灸足十指奇端去奇一分，两足凡八穴，名曰八冲，极下气。足十指端名曰气端。日灸三壮，其八冲可日灸七壮，气下即止，艾炷须小作之。

诸风第七

法六十九首 论一首

肺中风者，其人偃卧而胸满短气，冒闷汗出者，肺风之证也。视眼以下鼻上两边下行至口，色白者尚可治，速灸肺腧百壮，小儿减之。若色黄者，此为肺已伤，化为血矣，不可复治。其人当妄言掇空指地，或自拈衣寻缝，如此数日，死。若为急风所中，便迷妄恍惚，狂言妄语或少气慑慑，或不能言，若不速治，宿昔而死。亦觉，便灸肺腧、膈腧、肝腧数十壮，急服续命汤可救也。若涎唾不止者，既灸，当与汤也。

肝中风者，但踞坐不得低头，绕两眼连额微有青者，肝风之证也。若唇色青面黄尚可治，急灸肝腧百壮，急服续命汤。若色大青黑者，此为肝已伤，不可复治，数日而死。

心中风者，其人但得偃卧不得倾侧，闷乱冒绝汗出，心风之证也。若唇正赤，尚可治，灸心腧百壮，急服续命汤。若或青或白或黄或黑，此为心已坏为水，不可复治，旬日死。一云五六日死。

脾中风者，其人但踞坐而腹满，视身通黄，口吐咸汁，尚可治，灸脾腧百壮，急服续命汤。若目下青手足青，不可复治。

肾中风者，其人踞坐腰痛，视胁左右，未有黄色如饼粢大尚可治，灸肾腧百壮，急服续命汤。若齿黄赤，鬓发直、面土色不可复治。

大肠中风者，卧而肠鸣不止，灸大肠腧百壮，服续命汤。

论曰：凡风病内外沉浮者，内是五脏，外是皮肤，沉是骨髓，浮是血脉。若在腠理，汤药所及；若在五脏，酒醪所至；若在血脉，针灸所中；深在骨髓，扁鹊自云不能如何。

风痱者，卒不能言，口噤，手不随而强直。灸法：度病者手小指内岐间至指端为度，以置脐上，直望心下，丹注度上端毕，又作两度，续在注上，合其下，开其上，取其本度，横置其开上，令三合，其状如倒作厶字形也。男度右手，女度左手，嫌不分明，故以丹注三处起火各百壮。

夫眼䁞动，口偏喎，舌不转者，灸口吻边横纹赤白际逐左右，随年壮三报之。不瘥更报。

肝风占候：口不能言，灸鼻下人中，次大椎，次肝腧，各五十壮。

心风灸心腧各五十壮。

脾风灸脾腧各五十壮。

脾风占候：言声不出或手上下，灸手十指头，次灸人中、大椎，两耳门前脉去耳门上下行一寸，次两大指节上下六穴各七壮。

卒中风口喎，以苇筒长五寸，以一头刺耳孔中，四畔以面密塞，勿令泄气，一头纳大豆一颗，并艾烧之令燃，灸七壮，瘥。患右灸左，患左灸右，千金不传。

又灸手交脉三壮，左灸右，右灸左，其炷如鼠矢，横安之，两头放火烧之。

凡卒中风，口噤不得开，灸颊车二穴，穴在耳下八分小近前，灸五壮即得语。又随年壮，口僻，左右灸之。

治尸厥法：

凡尸厥如死，脉动如故，针百会入二分补之，灸熨两胁。又针足中指头去甲如韭叶。又针足大指甲下肉侧去甲三分。

灸失瘖不语法：

先灸天窗五十壮讫，息火乃移灸百会五十壮毕，还灸天窗五十壮。若初发先灸百会，则风气不得泄，内攻五脏当闭伏，更失瘖也，所以先灸天窗，次灸百会乃佳。一灸五十壮，息火泄气复灸之。视病轻重，重者处各三百壮，轻者以意一云次灸肩井得二百壮，即灸二里三壮，若五壮以下气也。鸠尾可灸百壮，灸至五十壮暂息火也。

又法：

凡一切中风，服药益剧者，但是风穴，皆灸之三壮，神良。欲除根本，必须火艾，专恃汤药则不可瘥。

灸角弓反张法：

唇青眼戴，角弓反张，始觉发动，即灸神庭七壮。穴在当鼻直上发际。

次灸曲差二穴各七壮。穴在神庭两旁各一寸半。

次灸上关二穴各七壮。在耳前上廉起骨陷中，一名客主人。

次灸下关二穴各七壮。在耳前动脉下空下廉陷中。

次灸颊车二穴各七壮。穴在耳下曲颊端陷中。

次灸廉泉一穴七壮。在当颐直下骨后陷中。

次灸囟会一穴七壮。在神庭上一寸。

次灸百会一穴七壮。在当顶上正中央。

次灸本神二穴各七壮。在耳直上入发际二分。

次灸天柱二穴各七壮。在项后大筋外入发际陷中。

次灸陶道一穴七壮。在大椎节下间。

次灸风门二穴各七壮。在第二椎下两旁各一寸半。

次灸心腧二穴各七壮。在第五椎下两旁各一寸半。

次灸肝腧二穴各七壮。在第九椎下两旁各一寸半。

次灸肾腧二穴各七壮。在第十四椎下两旁各一寸半。

次灸膀胱腧二穴各七壮。在第十九椎下两旁各一寸半。

次灸曲池二穴各七壮。穴在肘外曲头陷中，屈肘取之。

次灸肩髃二穴各七壮。在两肩头止中，两骨间陷中。

次灸支沟二穴各七壮。在手腕后二寸，两骨间陷中。

次灸合谷二穴各七壮。在手大指虎口两骨间陷中。

次灸间使二穴各七壮。在掌后三寸两筋间。

次灸阳陵泉二穴各七壮。在膝下骨前陷中。

次灸阳辅二穴各七壮。在外踝上绝骨陷中。

次灸昆仑二穴各七壮。在外踝后跟骨上陷中。

右以前主久风、卒风、缓急诸风，发动不自觉知，或心腹胀满，或半身不遂，或口噤不言，涎唾自出，目闭耳聋，或举身冷直，或烦闷恍惚，喜怒无常。凡有风，皆灸之，神验。鼻交頞中一穴，针入六分，得气即泻，留三呼，泻五吸，不补，亦宜灸，然不如针。此主癫风角弓反张、羊鸣大风，青风，面风如虫行，卒风，多睡，健忘，心中愦愦，口噤，闇倒不识人，黄疸，急黄八种大风。此之一穴皆主之，莫不神验。慎酒、面、生冷、醋、滑、猪、鱼、蒜、荞麦、浆水。

杂灸法：

凡风，灸上星二百壮，又前顶二百壮，百会一百壮，脑户三百壮，风府三百壮。

凡大风灸百会七百壮。

凡百诸风，灸大椎平处两相二寸三分，以病人指寸量之，各一百壮。

治风，耳后八分半有穴，灸一切风若狂者，亦瘥。耳门前灸百壮，治卒病恶风，欲死不言及肉痹不知人，灸第五椎名曰脏腧，各一百五十壮。

扁鹊曰：凡心风灸心腧各五十壮，第五节对心是也。

肝腧，主肝风腹胀，食不消化，吐血，酸削，四肢羸露，不欲食，鼻衄，目眴眴，眉头胁下痛，少腹急，灸百壮。

大肠腧主风，腹中雷鸣，大肠灌沸，肠澼泄痢，食不消化，少腹绞痛，腰脊疼强，大小便难，不能饮食，灸百壮，三报之。

治卒中恶，闷热，毒欲死，灸足大指横纹，随年壮。若筋急不能行者，若内筋急，灸内踝上三十壮；外筋急，灸外踝上三十壮，愈。若戴睛上插者，灸两目后眦二七壮。

若不语，灸第三椎，五百壮。

若不识人，灸季肋头七壮。

若眼反口噤，腹中切痛，灸阴囊下第一横理十四壮。

腋门二穴主风，灸五十壮，亦可九壮。

治风，身重心烦，足胫疼，灸绝骨百壮，在外踝上三寸一云四十，又云一夫。

凡卒中风，口噤不开，灸机关二穴，在耳下八分近前，灸五壮即愈。一云随年壮。僻者，逐左右灸之。

治头风摇动，灸脑后玉枕中间七壮。

治猥退风偏风半身不遂法：

肩髃，主偏风半身不遂，热风，头风，刺风，手不上头，捉物不得，挽弓不开，臂冷酸疼无力，针入八分，留三呼，泻五吸，在膊骨头陷中，平手取之，偏风不遂，可至二百壮，过多则臂强，慎酒、肉、五辛、热食、浆水。

又针曲池，入七分，得气即泻，然后补之，大宜灸，日十壮至一百壮止。十日更报下少至二百壮。

又针列缺，入三分，留三呼，泻五吸。亦可灸之，日七壮至一百，总至三百壮。

阳池上一夫两筋间陷中，主刺风热风耳聋鸣，手不仁，冷风手战，偏风，半身不遂。阳池、支沟下一夫覆腕当纹宛宛中，亦主或因损后把捉不得，针入三分，留三呼，泻五吸，忌灸。

商丘，在内踝前陷中，主偏风痹，脚不得履地，刺风头风热风阴痹，针入三分，留三呼，泻五吸，疾出之。忌灸。

偏风半身不遂，脚重。热风，疼不得履地，针入四分，留三呼，得气即泻，疾出针，于痕上灸之良，七壮。

灸猥退风半身不遂法：

先灸天窗，次大门，脑后尖骨上一寸，次承浆，次风池，次曲池，次手髓孔，腕后尖骨头宛宛中，次手阳明大指奇后，次脚五册，屈两脚膝腕纹，次脚髓孔足外踝后一寸，次足阳明足拇指奇三寸，各灸百壮。若有手足患不遂，灸百会，次本神，次肩髃，次心腧，次手少阳，次足外踝下容爪外，并依左右五百壮。面上游风如虫行习习然，起则头旋眼暗，头中沟垄起，灸天窗，次两肩上一寸当瞳仁，次曲眉在两眉间，次手阳明，次足阳明，各灸二百壮。

时行法第八

法四首

初得一日二日，但灸心下三处：第一去心下一寸，名巨阙；第二去心下二寸，名上管；第三去心下三寸，名胃管，各灸五十壮。然或人形小大不同，恐寸数有异，可以绳度之。随其长短寸数最佳。取绳从心骨鸠尾头少度至脐孔，中屈之取半，当绳头名胃管。又中屈更为二份，从胃管向上度是上管，上度取一份是巨阙。大人可五十壮，小儿可一七二七壮，随其年灸，以意量之。

若病者三四日以上，宜先灸囟上二十壮，以绳度鼻正上尽发际，中屈绳，断去半，便从发际度入发中灸绳头，名天窗。又灸两颞颥，又灸风池，又灸肝腧百壮，余处各二十壮。

又灸太冲三十壮，神验无比。

豌肉疮，灸两手腕研子骨尖上三壮，男左女右。

黄疸第九

法一十一首

唇里正当承浆边，逼齿龈针三锃，治马黄黄疸。

颞颥在眉眼尾中间，上下有来去络脉是，针灸之。治疸气温病。

夹人中火针，治马黄疸通身并黄，语音已不转者。

灸钱孔百壮，度乳至脐中屈，肋头骨是。灸百壮治黄疸。

夹承浆两边各一寸，治马黄急疫。

灸太冲七壮又云针灸随便。

又灸风府、热府、肺腧、心腧、肝腧、脾腧、肾腧，男阴缝拔阴反向上，灸治马黄黄疸。若女人玉门头是穴，针灸无在。

脚跟，在白肉后际针灸随便。治马黄黄疸。

臂石子头，还取病人手自捉臂，从腕中大渊纹向上一夫接白肉际，灸七壮，治马黄黄疸。

黄疸灸第七椎七壮，黄汁出。

疟病第十

法一十三首

疟，灸上星及大椎，至发时令满百壮。艾炷如黍米粒，俗人不解，务大炷也。

又觉小异，灸百会七壮。若更发，更七壮。极难瘥，不过三灸。又灸风池二穴三壮。

又灸肾腧百壮。

又灸三间，在虎口第二指节下一寸，三年疟欲发，即下火。

治一切疟，无问处所，仰卧以绳量两乳间，中屈，从乳向下灸度头，随年壮，男左女右。

治疟，刺足少阴，出血愈。

治诸疟而脉不见者，刺十指间见血，血去必已。先视身赤如小豆者，皆取之。

疟，日西发者，临泣主之。

疟，实则腰背痛，虚则鼻衄，飞扬主之。

疟，多汗腰痛不能俯仰，目如脱，项如拔，昆仑主之。

灸一切疟，尺泽主之。

凡疟有不可瘥者，从未发前灸大椎，至发时满百壮，无不瘥。

千金翼方卷第二十七 　针灸中

肝病第一

五十一法

治眼目法：

攒竹，主目视不明䀮䀮，目中热痛及睆，针入一分，留二呼，泻三吸，徐徐出之。忌灸。宜出血涂盐。

肤翳白膜覆瞳仁，目暗及眯，雀目冷泪，目视不明，努肉出，皆针睛明，入一分半，留三呼，泻五吸。冷者先补后泻，复补之。雀目者，可久留十吸，然后速出。

视眼㖞不正，口㖞目䀹，面动叶叶然，眼赤痛，目䀮䀮，冷热泪，目睑赤，皆针承泣。在目下七分眶骨中，当瞳子直下陷中，入二分半，得气即泻。忌灸。

目暗不明，针中渚，入二分，留三呼，泻五吸，灸七壮，炷如雀矢大，在手小指次指本节后间。

眯目、偏风、眼㖞、通睛、耳聋，针客主人，一名上关，入一分，久留之，得气即泻。亦宜灸，日三七壮至二百壮，炷如细竹箸大，侧卧张口取之。

眼暗灸大椎下第十节，正当脊中二百壮，唯多佳。可以明目，神良。灸满千壮，不假汤药。

肝劳，邪气眼赤，灸当容一百壮，两边各尔。在眼后耳前三阴三阳之会处，以手按之有上下横脉，是与耳门相对也。

肝腧，主目不明，灸二百壮，小儿寸数斟酌，灸可一二七壮。

治目急痛，不可远视，灸当瞳子上入发际一寸，随年壮。

治风翳，灸手中指本节头骨上五壮，炷如小麦大，逐病左右灸之。

治风痒赤痛，灸人中、鼻柱二壮，仰卧灸之。

治目卒生翳，灸大指节横纹三壮，逐左右灸之。

千金翼方校注

一四九三

治眼暗，若一眼暗，灸腕后节前陷中；两眼暗，两手俱灸，随年壮。

治温病后食五辛即不见物，遂成雀目，灸第九椎，名肝腧，二百壮，永瘥。

治脚转筋法：

治脚转筋，针内昆仑穴，在内踝后陷中，入六分，气至泻之。

又灸承山，随年壮，神验。

第二十一椎主腰背不便，筋转痹，灸随年壮。

治筋挛转筋，十指筋挛急，不得屈伸，灸足外踝骨上七壮。

治失精筋挛，阴缩入腹相引痛，灸中封五十壮。又下满，灸五十壮，两脚一百壮，此二穴亦主喉肿厥逆，五脏所苦鼓胀悉主之。老人加之，五十以下及小儿并随年壮。

治转筋，胫骨痛不可忍，灸屈膝下廉横筋上三壮。

腹胀转筋，灸脐上一寸二七壮。

治癥瘕法：

少腹坚大如盘盂，胸腹中胀满，饮食不消，妇人癥聚瘦瘠，灸三焦腧百壮，三报之。

灸内踝后宛宛中，随年壮。

灸气海百壮。

久冷及妇人癥癖，肠鸣泄痢，绕脐绞痛，灸天枢百壮，三报之。勿针脐两旁各二寸。

积聚坚满痛，灸脾募百壮，章门是也。

治癖癖，患左灸左，患右灸右。第一屈肋头近第二肋下即是灸处，第二肋头近第三肋下向肉翅前亦是灸处。初日灸三，次日五，后七，周而复始，至十止。惟忌大蒜，余不忌。

又灸关元五十壮。

又灸脐上四指五十壮。

膏肓腧两穴主无病不疗方：

先令病人正坐曲脊，伸两手以臂着膝前，令正直，手大指与膝头齐，以物支肘，勿令臂得动也。从胛骨上角摸索至胛骨下头，其间当有四肋三间，灸中间依胛骨之里，去胛骨容侧指许，摩脂去表肋间空处，按之自觉牵引肩中。灸两胛内各一处至六百壮，多至千壮数百壮，当气下砻砻然如流水，当有所下，若停痰宿疾亦必下也。此灸无所不治，主诸羸弱瘦损虚劳，梦中失精，上气咳逆，及狂惑妄误，皆有大验。若病人已困，不能正坐，当令侧卧，挽上臂令前，索孔穴灸之。求穴大较，以右手从左肩上住指头表所不及者是也，左手亦然。及以前法灸。若不能久正坐伸两臂者，亦可伏衣襆上伸两臂，令人挽两胛骨使相远，不尔胛骨覆穴，不可得也。所伏衣襆当令大小有常，不尔则前却失其穴也。此穴灸讫后，令人阳气盛，当消息自养，令得平复。其穴近第五椎相准望求索。

治头重臂肘重法：

头重风劳，灸脑户五壮，针入三分补之。

头重不能胜，灸脑户下一寸半。

身体重，四肢不能自持，灸脾腧，随年壮，针入五分补之。

身重，嗜眠不自觉，灸天府五十壮，针入三分补之。

身重，灸水分百壮，针入一寸补之。

体重，四肢不举，灸天枢五十壮。忌针。

身重肿，坐不欲起，风劳脚疼，灸三里五十壮，针入五分补之。

又，灸足太阳五十壮，针入三分补之。

臂重不举，灸肩井，随年壮，可至百壮，针入五分补之。

又，灸足泽三十壮，针入三分补之。

第一椎名大杼，无所不主，侠左右一寸半或一寸二分，主头项痛，不得顾，胸中烦急，灸随年壮。

诸烦热，时气温病，灸大椎百壮，针入三分泻之，横三间寸灸之。

心烦上气，灸肺腧，针入五分。

心烦短气，灸小肠腧。

又，灸巨阙、期门各一百壮，针入五分。

又，灸心腧百壮，针入五分。

头身热，灸胃管百壮，勿针。

烦闷忧思，灸大仓百壮。

烦热头痛，针虎口人三分。

烦躁恍惚，灸间使三十壮，针入三分。

骨热烦，胸满气闷，针三里入五分。

身体烦热，针中府。

又，灸绝骨五十壮。

胆病第二

一十二法

左手关上阳绝者，无胆脉也。苦口中无味<small>一云苦眯目</small>，恐畏如见鬼，多惊少力，刺足厥阴治阴。在足大指间，或刺三毛中。

左手关上阳实者，胆实也。苦腹中不安，身躯习习，刺足少阳治阳。在足第二指本节后一寸。

侠胆腧旁行相去五寸，名浊浴。主胸中胆病，随年壮。

胆虚，灸足内踝上一夫，名三阴交，二十壮。

治吐血法：

虚劳吐血，灸胃管三百壮，亦主呕逆吐血，少食多饱及多睡百病。

凡口鼻出血者，名曰脑衄，灸上星五十壮。

吐血、唾血，灸胸堂百壮，忌针。

吐血，腹痛雷鸣，灸天枢百壮。

吐血唾血，上气咳逆，灸肺腧，随年壮。

吐血酸削，灸肝腧百壮。

吐血呕逆，灸手心主五十壮，大陵是。

吐血，灸颈项上二七壮。

心病第三

一十八法

心腧，各灸二七壮，主心病，老小减之。不能食，胸中满，膈上逆气，闷热，皆灸之。

卒心疝，暴痛汗出，刺大敦，左取右，右取左，男左女右，刺之出血立已。

侠巨阙两边，相去各半寸，名曰上门。主胸中痛引腰背，心下呕逆，面无滋润，各灸随年壮。

凡颜色焦枯，劳气失精，肩背痛，手不得上头，灸肩髃百壮。穴在肩外头近后，以手按之有解宛宛中。

当心下一寸，名巨阙。主心闷痛，上气，引少腹冷，灸二七壮。

脉不出，针不容两穴，在幽门两旁各一寸五分。

健忘忽忽，针间使入五分，掌后三寸。

心里懊忧，彻背痛，烦逆，灸心腧百壮。

心痛如锥刀刺，气结，灸膈腧七壮。

心痛冷气，上鸠尾上二寸半，名龙颔，灸百壮，不针。

心痛，恶气，上胁痛急，灸通谷五十壮，在乳下二寸。

心痛暴恶，气叉心，灸巨阙百壮。

心痛，胸胁满，灸期门，随年壮。

心痛坚，烦气结，灸太仓百壮。

心痛暴绞，急欲绝，灸神府百壮。附鸠尾，正当心，有忌。

胸痹心痛，灸膻中百壮。忌针两乳间。

心痛，灸臂腕横纹三七壮。

心痛，灸两虎口白肉际七壮。

小肠病第四

八十一法 诀二首

左手关前寸口阳绝者，无小肠脉也。苦脐痹，少腹中有疝瘕，主月即冷上抢心，刺手心主治阴。在掌后横纹中，入一分。

左手关前寸口阳实者，小肠实也。苦心下急，热痹，小肠内热，小便赤黄，刺手太阳治阳。在手第二指本节后一寸动脉。

侠中管两边相去半寸，名曰阴都，灸随年壮，主小肠热病。

侠脐两边相去一寸，名魂舍，灸一百壮，主小肠泄利脓血，小儿减之。

又，灸小肠腧七壮。

灸风眩法：

以绳横度口至两边，既得度口之寸数，便以绳一头更度鼻，尽其两边两孔间，得鼻度之寸数，中屈之取半，合于口之全度中屈之。先觅头上回发，当回发中灸之。以度度四边左右前后，当绳端而灸。前以面为正，并依年壮多少，一年凡三灸，皆须疮瘥又更灸之，壮数如前。若速灸，火气引上。其数处回发者，则灸其近当鼻也。若回发近额者，亦宜灸。若指面为瘢，则阙其面处，然病重者，亦不得计此也。

治卒癫法：

灸阴茎上宛宛中三壮，得小便通即瘥。当尿孔上是穴。

又，灸阴茎头三壮。

又，灸乳头三壮。

又，灸足大指上聚毛中七壮。

又，灸督脉三十壮，在直鼻人中上入发际，三报之。

又，灸天窗、百会，各渐灸三百壮，炷惟小作。

一法：灸耳上发际各五壮。

治卒中邪魅恍惚振噤法：

鼻下人中及两手足大指爪甲，令艾炷半在爪上，半在肉上，七炷不止，十四壮，炷如雀矢大作之。

狂，鬼语，针其足大拇指爪甲下，入少许即止。

治大人癫小儿惊痫法：

灸背第二椎及下穷骨两处，以绳度，中折，绳端一处是，脊骨上也。凡三处毕，复断此绳作三折，令各等而参合如"厶"字，以一角注中央灸，下二角侠脊两边便灸之，凡五处也。以丹注所灸五处各百壮，削竹为度，胜绳也。

狂风骂詈，挝斫人，名为热阳风。灸口两吻边燕口处赤白际各一壮。

又，灸阴囊缝三十壮，令人立，以笔正注当下已，卧却，核卵令上，乃灸之，勿令近前中卵核，恐害于阳气也。

卒发狂言鬼语法：

以𬞟带急合缚两手大指，便灸左右胁，当对屈肘头两处火，俱下各七壮。须臾鬼语，自道姓名乞去。徐徐语问，乃解其手。

狂痫不识人，癫病眩乱，灸百会九壮。

狂走瘈疭，灸玉枕上三寸。一法：顶后一寸百壮。

狂邪鬼语，灸天窗九壮。

又，灸口吻十五壮。

狂癫哭泣，灸手逆注三十壮，在手腕后六寸。

狂走惊痫，灸河口五十壮，在手腕后陷中动脉，此与阳明同也。

狂癫、风痫、吐舌，灸胃管百壮，不针。

又，灸大幽一百壮。

又，灸季肋端三十壮《千金》云：治狂走癫痫。

狂言恍惚，灸天枢百壮。

又，灸间使三十壮《千金》云：治狂言妄语。

狂走喜怒悲泣，灸巨觉，随年壮。在背上胛内侧反手所不及者，骨芒穴上六分，捻之痛是也一云巨阙俞。

狂邪惊痫，灸承命三十壮，在内踝后上行三寸动脉上。

又，灸巨阳五十壮《千金》云：治狂癫风惊，厥逆心烦。

又，灸足太阳五十壮《千金》云：治狂癫鬼语。

又，灸足少阳随年壮《千金》云：治狂，癫痫，狂易。

又，灸足阳明三十壮《千金》云：治狂走，惊，恍惚。

狂走癫厥如死人，灸足大敦九壮《千金》云：灸足大指三毛中。

狂走骂詈，灸八会，随年壮，在阳明下五分。

狂癫惊走风恍惚，瞋喜骂笑，歌哭鬼语，吐舌，悉灸上星、脑户、风池，手太阳、阳明、太阴，足太阳、阳明、阳跷、少阳、太阴、阴跷、足跟，悉随年壮。

惊怖心忪，少力，灸大横五十壮。

邪鬼妄语，灸悬命一十四壮，在口唇里中央弦弦者是。一名鬼禄，一法以钢刀决断弦弦乃佳。

狂邪鬼语，灸伏菟百壮。

又，灸慈门五十壮《千金》云：治悲泣邪语，鬼忙歌笑。

悲泣鬼语，灸天府五十壮。

狂邪发无常，披头大唤欲杀人，不避水火者，灸间使，男左女右，随年壮。

狂走刺人，或欲自死，骂詈不息，称鬼神语，灸口吻头赤白际一壮。

又，灸两肘内屈中，五壮。

又，灸背胛中间三壮，报之。

惊狂走，灸内踝上三寸，近后动脉上七壮。

邪病，四肢重痛，诸杂候，尺泽主之。一名鬼堂。

邪病语不止及诸杂候，人中主之。一名鬼市《千金》云：一名鬼客厅，凡人中恶先掐鼻下是也。

邪病卧，冥冥不自知，风府主之。一名鬼穴。

邪病大唤骂詈走，十指端去爪一分主之。一名鬼城。

邪病鬼癫，胸上主之。一名鬼门。并主四肢重。

邪病大唤骂走，三里主之。名鬼邪。

劳宫，一名鬼路。

阳泽，一名鬼臣。

耳前发际宛宛中，名鬼床。

尺中动脉名鬼受。

足太阳名鬼路。

癫狂二三十年者，灸天窗，次肩井，次风门，次肝俞，次肾俞，次手心主，次曲池，次足五册，次涌泉，各五百壮，日七壮。

针邪鬼病图诀法：

凡百邪之病，源起多途，其有种种形相，示表癫邪之端，而见其病，或有默然而不声，或复多言而漫语，或歌或哭，或笑或吟，或眠坐沟渠，啖食粪秽，或裸露形体，或昼夜游走，或嗔骂无度，或是飞虫精灵，手乱目急，如斯种类癫狂之人，今针灸与方药并主治之。

扁鹊曰：百邪所病者，针有十三穴。凡针之体，先从鬼宫起，次针鬼信，便至鬼垒，又至鬼心，未必须并针，止五六穴即可知矣。若是邪虫之精，便自言说，论其由来，往验有实，立得精灵，未必须尽其命，求去，与之。男从左起针，女从右起针，若数处不言，便遍针也。依诀而行，针灸等处并备主之。

第一初下针，从人中名鬼宫，在鼻下人中左边下针，出右边。

第二次下针，手大指爪甲下三分，名鬼信。入肉三分。

第三次下针，足大指爪甲下，入肉二分，名鬼垒，五指皆针。

第四次下针，在掌后横纹入半解，名鬼心。

第五次下针，在外踝下白肉际，火针七锃，锃三下，名鬼路。

第六次下针，入发际一寸，大椎以上火针七锃，锃三下，名鬼枕。

第七次下针，去耳垂下五分，火针七锃，锃三下，名鬼床。

第八次下针，承浆从左刺出右，名鬼市。

第九次下针，从手横纹三寸两筋间针度之，名鬼路，此名间使。

第十次下针，入发际直鼻上一寸，火针七锃，锃三下，名鬼堂。

第十一次下针，阴下缝灸三壮，女人玉门头三壮，名鬼藏。

第十二次下针，尺泽横纹中内外两纹头接白肉际七锃，锃三下，名鬼臣，此名曲池。

第十三次下针，去舌头一寸，当舌中下缝，刺贯出舌上，仍以一板横口吻，安针头，令舌不得动，名鬼封。

右以前若是手足皆相对，针两穴。若是孤穴，即单针之。

治风邪法：

灸间使随年壮。

又，灸承浆七壮，三报之。

又，灸心腧七壮。

又，灸三里七壮。

治鬼魅：

灸入发际一寸百壮。

灸间使、手心各五十壮。

野狐魅：

合手大指，急缚大指，灸合间二七壮，当狐鸣而愈。

脾病第五

三十二法

脾腧，主四肢寒热，腰疼不得俯仰，身黄腹满，食呕，舌根直，并灸椎上三穴各七壮。

治老小大便失禁法：

灸两脚大指去甲一寸三壮。

又，灸大指奇间各三壮。

大小便不通：

灸脐下一寸三壮。

又，灸横纹百壮。

治大便难法：

灸第七椎两旁各一寸，七壮。

灸侠玉泉相去二寸半，名肠遗，随年壮一云二寸。

又，灸承筋二穴三壮。

又，灸大都随年壮。

又，灸大敦四壮。

腹中热闭，时大小便难，腰痛连胸，灸团冈百壮，在小肠腧下二寸横三间寸灸之。

大便闭塞，气结，心坚满，灸石门百壮。

大小便不利，欲作腹痛，灸荣卫四穴各百壮，在背脊四面各一寸。

大小便不利，灸八髎百壮，在腰目下三寸，侠脊相去四寸，两边各四穴。

小儿大小便不通，灸口两吻各一壮。

小便不利，大便数泄注，灸屈骨端五十壮。

又，灸天枢百壮，在侠脐相去各二寸。魂魄之舍，不可下针一云相去三寸。

治痢法：

大便下血，灸第二十椎，随年壮恐是中膂肉腧。

赤白下痢，灸穷骨头百壮，多多益佳。

食不消化，泄痢，不作肌肤，灸脾腧随年壮。

泄注五痢便脓血，重下腹痛，灸小肠腧百壮。

泄痢久下，失气劳冷，灸下腰百壮，三报之。在八魁正中脊骨上，灸多益佳，三宗骨是。忌针。

少腹绞痛，泄痢不止，灸丹田百壮，三报之。在脐下二寸，针入五分。

下痢不嗜食，食不消，灸长谷五十壮，三报之。在侠脐相去五寸，一名循际。

下痢赤白，灸足太阴五十壮，三报之。

久冷五痔便血，灸脊中百壮。

五痔便血失屎，灸回气百壮，在脊穷骨上。赤白下，灸穷骨，惟多益佳。

久痢，百治不瘥，灸足阳明下一寸高骨之上中，去大指奇间三寸，灸随年壮。

又，灸关元三百壮，十日灸，并治冷痢腹痛。

又，先屈竹，量正当两胯脊上点记，下量一寸点两旁各一寸，复下量一寸，当脊上，合三处，一灸三十壮，灸百壮以上，一切痢皆瘥。亦主痔湿。脊上当胯点处不灸。

又，灸脐中稍稍至二三百壮。

胃病第六

三十四法

治胃补胃，灸胃腧百壮，主胃中寒，不能食，食多身羸瘦，肠鸣腹满，胃胀。

灸三焦腧，主五脏六腑积聚，心腹满，腰背痛，饮食不消，吐逆，寒热往来，小便不利，羸瘦少气，随年壮。

又，灸心下二寸，名胃管，百壮至千壮，佳。

小肠腧，主三焦寒热，灸随年壮。

治胃中热病，膝下三寸名三里，灸三十壮。

反胃，食即吐出，上气，灸两乳下各一寸，以瘥为限。

又，灸脐上一寸二十壮。

又，灸内踝下三指稍斜向前有穴，三壮。《外台秘要》云一指。

灸胸胁胀满法：

胪胀胁腹满，灸膈腧百壮，三报之。

胀满水肿，灸脾腧随年壮，三报之。

胀满雷鸣，灸大肠腧百壮，三报之。

胀满气聚，寒冷，灸胃管，在心鸠尾下三寸，百壮，三报之。

胀满绕脐结痛，坚不能食，灸中守百壮，在脐上一寸，一名水分。

胀满瘕聚滞下疼，灸气海百壮，在脐下一寸，忌针。

胀满气如水肿状，少腹坚如石，灸膀胱募百壮，在中极脐下四寸。

胀满肾冷，瘕聚泄痢，灸天枢百壮。

胸满，心腹积聚痞疼痛，灸肝腧百壮。

灸干呕法：

干呕不止，所食即吐不停，灸间使三十壮。若四厥，脉沉绝不至者，灸之便通，此法起死人。

又，灸心主尺泽，亦佳。

又，灸乳下一寸三十壮。

凡哕，令人惋恨，灸承浆，炷如麦大七壮。

又，灸脐下四指七壮。

治卒哕，灸膻中、中府、胃管各数十壮，灸尺泽、巨阙各七壮。

灸吐法：

吐逆不得食，灸心腧百壮。

吐逆不得下食，今日食，明日吐，灸膈腧百壮。

卒吐逆，灸乳下一寸七壮。

吐变不下食，灸胸堂百壮。

又，灸巨阙五十壮。

又，灸胃管百壮三报之。

又，灸脾募百壮，一名章门，在大横外直脐季肋端，三报之。

呕吐宿汁，吞酸，灸神光，一名胆募，百壮，三报之。《甲乙经》云：日月，胆募也，在期门下五分。

呕吐咳逆霍乱吐血，灸手心主五十壮。

噫哕膈，中气闭塞，灸腋下聚毛下附肋宛宛中五十壮，神良。

噫哕呕逆，灸石关百壮。

肺病第七

四十五法

肺胀，气抢胁下热痛，灸侠胃管两边相去一寸，名阴都，随年壮。

又，刺手太阴出血，主肺热气上咳嗽，寸口是也。

肺胀胁满，呕吐上气等，灸大椎并两乳上第三肋间各三壮。

凡肺风气痿绝，四肢胀满，喘逆胸满，灸肺腧各两壮，肺腧对乳引绳度之。

肺腧，主喉痹，气逆咳嗽，口中涎唾，灸七壮，亦随年壮，可至百壮。

呕吐上气，灸尺泽，在肘中，不三则七。

腹中雷鸣相逐，食不化，逆气，灸上管下一寸，名太仓，七壮。

治奔豚上气法：

章门，一名长平，二穴在大横外，直脐季肋端，主奔豚腹肿，灸百壮。

又，灸气海百壮，在脐下一寸半。

又，灸关元五十壮，亦可百壮，在脐下三寸。

中极，一名玉泉，在脐下四寸。主奔豚抢心不得息，灸五十壮。

心中烦热奔豚，胃气胀满不能食，针上管入八分，得气即泻。若心痛不能食，为冷气，宜先补后泻，神验。灸之亦佳，日二七至一百止，不瘥倍之。不忌房室。

奔豚冷气，心间伏梁，状如覆杯，冷结诸气，针中管入八分，留七呼，在上管下一寸，泻五吸，疾出针，须灸，日二七壮至四百止，慎忌房室。

又，中府二穴，主奔豚上下，腹中与腰相引痛，灸一百壮。

又，期门二穴，直乳下二肋端旁一寸五分，主奔豚，灸百壮。

又，四满侠丹田两旁，相去三寸，灸百壮。一云三十壮。主奔豚气，上下抢，心腹痛。

凡上气冷发，腹中雷鸣转叫，呕逆不食，灸太冲，不限壮数，从痛至不痛止，炷如雀矢大。

第四椎名巨阙腧，主胸膈中气，灸随年壮。

太仓一穴，一名胃募，心下四寸，主心腹诸病，坚满烦痛，忧思结气，寒冷霍乱，心痛吐下，食饮不消，肠鸣泄痢，灸百壮。

肓募二穴，在乳头斜度至脐中屈去半，从乳下行尽度头是，主结气囊裹，针药所不及，灸随年壮。

脐下结痛，流入阴中，发作无时，此冷气，灸关元百壮。

又，灸天井百壮。

气短不语，灸大椎随年壮。

又灸肺腧百壮。

又灸肝腧百壮。

又灸尺泽百壮。

又灸小指第四指间交脉上七壮。

又灸手十指头各十壮。

少年房多短气，灸鸠尾头五十壮。

又灸脐孔中二七壮。

乏气，灸第五椎下，随年壮。

下气，灸肺腧百壮。

又，灸太冲五十壮，此穴并主肺痿。

灸飞尸法：

以绳量病人两乳间中屈，又从乳头向外量，使当肋髎，于绳头灸，随年壮，主一切注。《千金》云：三壮或七壮，男左女右。

胃管，主五毒注，不能食饮，百病，灸至千壮。

忤注，灸手肘尖，随年壮。尖，一作纹。

又，第七椎，灸随年壮。

又，灸心下一寸三百壮。

食注，灸手小指头，随年壮，男左女右。

水注，口中涌水出，经云肺来乘肾，食后吐水，灸肺腧及三阴交，随年壮，泻肺补肾。

灸一切注，无新久者，先仰卧，灸两乳两边斜下三寸，名注市，随年壮。

第二肋间名期门，灸随年壮。

凡中尸者，飞尸、遁尸、风尸、尸注也。今皆取一方治之，其状皆腹胀痛急，不得气息，上冲心胸两胁，或踝肿起，或挛引腰脊，灸乳后三寸，男左女右，可二七壮。不止者，多其壮数即愈。

又，两手大指头各灸七壮。

乳下一寸，随病所在，灸之，病瘥止。

一切恶注，气急不得息欲绝者，及积年不瘥者，男左手虎口纹，于左乳头并四指当小指节下间灸之，妇人以右手也。

大肠病第八

二十二法 论一首

大肠俞，主肠中胪胀，食不消化，灸四十壮。

侠巨阙相去五寸，名承满，主肠中雷鸣相逐，痢下，两边一处，各灸五十壮。

治咳嗽法：

肝咳，刺足太冲；心咳，刺手神门；脾咳，刺足太白；肺咳，刺手太泉；肾咳，刺足大溪；胆咳，刺阳陵泉；厥阴咳，刺手太阴。

嗽，灸两乳下黑白肉际各一百壮，即瘥。

又以蒲当乳头周匝围身，令前后正平，当脊骨解中，灸十壮。又以绳横度口，中折绳，从脊灸绳两头边各八十壮，三报之。三日毕，两边者口合度也。

又灸大椎，下数下行第五节下，第六节上，穴中间一处，随年壮。并主上气。

呀嗽，灸两屈肘裏大横纹下头，随年壮。

上气咳逆，短气气满，食不下，灸肺募五十壮。

上气咳逆，短气，风劳百病，灸肩井二百壮。

上气短气咳逆，胸背彻痛，灸风门、热府百壮。

上气咳逆，短气胸满，多唾唾血，冷痰，灸肺俞随年壮。《千金》云五十壮。

上气气闷咳逆，咽塞声坏，喉中猜猜，灸天瞿五十壮。一名天突。

上气，胸满短气，灸云门五十壮。

上气咳逆，胸痹彻背痛，灸胸膛百壮，忌刺。

上气咳逆，灸膻中五十壮。

上气咳逆，胸满短气，牵背彻痛，灸巨阙、期门各五十壮。

灸咳，手屈，臂中有横纹外骨捻头得痛处二七壮。

又，内踝上三寸，绝骨宛宛中，灸五十壮，主咳逆虚劳，寒损忧恚，筋骨挛痛。又主心中咳逆，泄注腹痛，喉痹，项颈满，肠痔逆气，痔血阴急，鼻衄骨疮，大小便涩，鼻中干燥，烦满，狂易走气。凡二十二种病，皆当灸之也。

论曰：凡上气，有服吐药得瘥，亦有针灸得除者，宜深体悟之。

治痰饮法：

诸结积、留饮、澼囊、胸满，饮食不消，灸通谷五十壮。

又，灸胃管三百壮，三报之。

心下坚，积聚冷热，腹胀，灸上管百壮，三报之。

肾病第九

二十四法

对脐当脊两边，相去各一寸五分，名肾腧。主肾间风虚，各灸百壮。

治小便失精法：

灸第七椎两旁三十壮。

又，灸第十椎两旁三十壮。

又，灸阳陵泉、阴陵泉，各随年壮。

灸第十九椎两旁各三十壮。

梦泄精，灸中封五十壮。

男女梦与人交，泄精，三阴交灸五壮，喜梦泄，神良。

丈夫梦失精，小便浊难，灸肾腧百壮。

男子阴中疼痛，尿血精出，灸列缺五十壮。

失精，五脏虚竭，灸屈骨端五十壮，阴上横骨中央宛曲如却月中央是也。一名横骨。

男子失精，阴上缩，茎中痛，灸大赫三十壮，在侠屈骨端三寸。

男子腰脊冷疼，小便白浊，灸脾募百壮。

男子失精，膝胫疼冷，灸曲泉百壮。

男子失精阴缩，灸中封五十壮。

第二十二椎，主腰背不便，筋挛痹缩，虚热闭塞，灸随年壮，两旁各一寸五分。

小肠腧，主小便不利，少腹胀满虚乏，灸随年壮。

骨髓冷疼，灸上廉七十壮，三里下三寸。

治腰疼法：

腰卒痛，去穷脊上一寸，灸七壮。

肾腧，主五脏虚劳，少腹弦急胀热，灸五十壮，老小损之。若虚冷，可至百壮，横三间寸灸之。

腰痛不得动者，令病人正立，以竹杖拄地度至脐，取杖度背脊，灸杖头处，随年壮，良。灸讫，藏竹杖，勿令人得之。丈夫痔下血脱肛，不食，长泄痢，妇人崩中去血，带下淋露，去赤白杂汁，皆灸之。此侠两旁各一寸横三间寸灸之。

腰痛，灸足跟上斜纹中白肉际十壮。

又，灸巨阳十壮，巨阳在外踝下。

又，灸腰目髎，在尻上约左右是。

又，灸八髎及外踝上骨约中。

膀胱病第十

三十二法

灸转胞法：

玉泉，主腰痛小便不利，若胞转，灸七壮。

第十七椎，灸五十壮。

又，灸脐下一寸。

又，灸脐下四寸，各随年壮。

第四椎名厥阴腧，主胸中膈气，积聚好吐，随年壮灸之。

侠屈骨相去五寸，名水道，主三焦、膀胱、肾中热气，随年壮。屈骨在脐下五寸，屈骨端水道侠两旁各二寸半。

侠脐旁相去两边各二寸半，名大横，主四肢不可举动，多汗洞痢，灸之随年壮。

第十五椎名下极俞，主腹中疾，腰痛，膀胱寒，澼饮注下，随年壮灸之。

小肠腧，主膀胱、三焦津液下，大小肠寒热，赤白泄洞痢，腰脊痛。又主小便不利，妇人带下，灸之各五十壮。

小肠腧，主三焦寒热，一如灸肾法。

治霍乱法：

凡霍乱，灸之或虽未即瘥，终无死忧，不可逆灸，或但先腹痛，或先下后吐，当随病状灸之。纳盐脐中灸二七壮，并主胀满。

治霍乱转筋，令病人正合面卧，伸两手着身，以绳横两肘尖头，依绳下侠脊骨两旁相去一寸半，灸一百壮，无不瘥者。《肘后》云：此华佗法。

若先心痛先吐，灸巨阙二七壮，不瘥，更二七壮。

若先腹痛，灸太仓二七壮，不瘥，更二七壮。

若先下痢，灸谷门，在脐旁二寸，男左女右，一名大肠募，灸二七壮，不止，更灸二七壮。

吐痢不禁，三阴三阳但数者，灸心蔽骨下三寸。

又，灸脐下三寸，各六七十壮。

霍乱，上下吐泻，灸脐下十四壮。

又，灸关元三七壮。

手足逆冷，灸三阴交各七壮，不瘥，更七壮。

转筋，灸涌泉三七壮，不止，灸足踵聚筋上白肉际七壮，立愈。

又，灸慈宫二七壮。

走哺转筋，灸踵踝白肉际左右各二十一壮。

又，灸少腹下横骨中央，随年壮。

转筋四厥，灸两乳根黑白际各一壮。

转筋在两臂及胸中，灸手掌白肉际七壮。

又，灸膻中、中府、巨阙、胃管、尺泽。

又，灸承筋五十壮。

又，灸承山一百壮。

下若不止，灸大都，在足大拇指本节内侧白肉际各七壮。

若转筋入腹欲死，四人持其手足，灸脐上一寸十四壮，四五壮自不动，勿持之。

又，中管、建里二穴，皆主霍乱肠鸣，腹痛胀满，弦急上气，针入八分，留七呼，泻五吸，疾出针。可灸百壮，日二七壮。

千金翼方卷第二十八　针灸下

消渴第一

一十二法 论一首

消渴咽喉干，灸胃下腧三穴各百壮，在背第八椎下横三间寸灸之。

消渴，口干不可忍，小肠腧百壮，横三间寸灸之。

消渴咳逆，灸手厥阴，随年壮。

消渴口干，灸胸堂五十壮。

又，灸足太阳五十壮。

消渴，口干烦闷，灸足厥阴百壮。

又，灸阳池五十壮。

建氏灸消渴法：

初灸两手足小指头及项椎，随年壮。

又，灸膀胱腧，横三间寸灸之，各三十壮，五日一报之。

又，灸背脾腧下四寸，侠脊梁一寸半二穴，随年壮。

论曰：灸上诸穴讫，当煮白狗肉作羹汁，饮食不用姜、酱、豉，可用葱、薤随意。当煮肉骨汁，作淡羹可食肉，当稍渐进，忌食猪肉，法须二百日乃善。

又，灸肾腧二穴并腰目，在肾腧下三寸侠脊两旁各一寸半，以指按陷中。

又，关元侠两旁各二寸一处。

又，阴市二穴在膝上，当伏菟上三寸，临膝取之。

曲泉、阴谷、阴陵泉、复溜，凡此诸穴，断小便利大佳，不损阳气，亦云止遗尿也。太溪、中封、然谷、太白、大都、跌阳、行间、大敦、隐白、涌泉，凡此诸穴各一百壮，腹背两脚凡三十七穴，其肾腧、腰目、关元、水道可灸三十壮，五日一报之，各得一百五十壮，佳。涌泉可灸十壮。大敦、隐白、行间可灸三壮，余者悉七壮，皆五日一报之。满三灸可止也。若灸诸阴不瘥，可灸诸阳，诸阳在脚表，宜审用之，无有不验。造次则并灸肺俞募，按流注孔穴，壮数如灸阴家法。

灸小便数而少且难，用力辄失精，此方万验也。令其人舒两手合掌并两大指令齐，急逼之，令两爪甲相近，以一炷灸两爪甲本肉际，肉际方后自然有角，令炷当两角中小侵入爪上，此两指共当一炷也。亦灸脚大指与手同法，各三炷。经三日又灸之，此法甚验。

淋病第二

二十三法

着盐脐中，灸三壮。

五淋不得尿，灸悬泉二七壮，在内踝前一寸，斜行小脉间是，中封之别名。

五淋，灸大敦三十壮。

气淋，灸关元五十壮。

又，侠玉泉相去一寸半，灸三十壮。

劳淋，足太阴百壮，在内踝上三寸，三报之。

石淋，脐下三十六种疾，不得小便，灸关元三十壮一云百壮。

血淋，灸丹田，随年壮。

血淋，灸复溜五十壮。

卒淋，灸外踝尖七壮。

失禁，尿不自觉知，针阴陵泉入五分，灸随年壮。

茎中痛，灸行间三十壮。

屈骨端，主腹中满，小便数，灸二七壮。小儿以意量之。

不得尿，灸太冲五十壮。

失尿不禁法：

灸大敦七壮。

又，灸行间七壮。

小儿遗尿，灸脐下一寸半，随年壮。

又大敦一壮。

尿床灸法：

垂两手髀上，尽指头上陷处，灸七壮。

又，脐下横纹七壮。

遗尿，针遗道入二寸补之，在侠玉泉五寸，灸随年壮。

又，灸阴陵泉随年壮。

又，灸足阳明随年壮，针入三分。

尿血第三

七法

第七椎两边各五寸，主尿血。

又，灸大敦，各随年壮。

虚劳、尿血、白浊，灸脾腧百壮。

又，灸三焦腧百壮。

又，灸肾腧百壮。

又，灸章门百壮。

尿黄，灸石门五十壮。

水病第四

一十五法

灸足第二指上一寸，随年壮。

又，两手大指缝头各灸七壮。

虚劳、浮肿，灸太冲百壮。

灸肾腧百壮，主百病水肿。

灸胃仓，随年壮。

水肿，灸陷谷随年壮。

水肿，气上下，灸阴交百壮。

水肿胀，灸曲骨百壮。

大腹，灸阴市随年壮。

人中满，唇肿及水肿，大水，灸脐中、石门各百壮。

风水，灸上廉随年壮。

水肿不得卧，灸阴陵泉百壮。

石水，灸然谷、气冲、四满、章门。

水分，主水肿胀满，不能食，坚硬，灸，日七壮，至四百即止。忌针，针水出尽即死。水病灸至瘥止，在下管下一寸。

臌胀，灸中封二百壮。

痈疽第五

七法　论一首

卒疽着五指，急不得屈伸，灸踝尖上数壮，亦可至百壮。

凡卒患腰肿，附骨肿，痈疽疔肿风，游毒热肿，此等诸疾，但初觉有异，即急灸之，立愈。遇之肿成，不须灸，从手掌后第一横纹后两筋间当度头，灸五壮立愈。患左灸右，患右灸左，当心胸中者灸两手，俱下火。

疔肿在左，灸左臂曲肘纹前，取病人三指外于臂上处中灸之，两筋间从不痛至痛，肿在右从右灸，不过三四日，瘥。

又，灸掌后横纹从五指，男左女右，七壮即验，已用得效。

论曰：疔肿灸法稍多，然此一法亦甚效验，出于意表也。

瘾疹，灸曲池二穴，随年壮，神良。

头痛、瘾疹，灸天窗七壮。

白癜、白驳、浸淫、疬疡着头及胸前，灸两乳间，随年壮，立瘥。

痔漏第六

十八法

针漏法：

少海，在臂曲侧肘内横纹头，屈手向头取之。主腋下瘰疬漏，臂疼，屈伸不得，风痹瘑漏，针入三分，留七呼，泻五吸。

针瘰疬，先拄针皮上三十六息，推针入纳之，追核大小，勿出核，三上三下，乃拔出针。

灸漏法：

颈漏，灸天池百壮，穴在乳后一寸，腋下着胁直腋屈肋间。

又，灸两耳后发际直脉七壮。

又，灸背后两边腋下后纹头，随年壮。

又，灸心鸠尾下宛宛中七十壮。

又，两胯内有患疬处宛宛中百壮。

又，灸章门、临泣、支沟、阳辅各百壮。

又，以艾炷绕四畔周匝，灸七壮即止。

又，灸肩井，随年壮一云二百壮。

诸恶漏、中冷、息肉出，灸足内踝上各三壮，二年者六壮。

针痔法：

长强，在脊穷骨下宛宛中，主下漏、五痔、疳虫蚀下部，针入三寸，伏地取之，以大痛为度。灸亦良，不及针。灸，日三十壮，至七日止，特忌房室。

针足太阴穴，在内踝上一夫，一名三阴交。亦主大便不利，针入三分。

飞扬、商丘、复溜、劳宫、会阴、承筋、承扶、委阳、委中，并主之。

灸肠痈法：

屈两肘正尖头骨，各灸百壮，则下脓血者愈。

灸乳痈妒乳法：

灸两手鱼际各二七壮，断痈脉也。

又，以绳横度口，以度从乳上行，灸度头二七壮。

指忽掣痛不可忍，灸指端七壮。

脱肛第七

四十法

灸尾翠骨七壮，立愈。主脱肛，神良。

又，灸脐中，随年壮。

灸瘿法：

灸风池，侠项两边两穴耳上发际百壮。又大椎百壮，大椎两边相去各一寸半，小垂下各三十壮。又，颈冲在两伸手直向前，令臂着头对鼻所住处，一名臂臑，灸随年壮。凡五处，共九穴，又垂两手两腋上纹头，各灸三百壮，针亦良。

灸瘿，肩髃左右厢宛宛中，男左十八壮，右十七壮，女右十八壮，左十七壮。再三，以瘥止。

瘿，上气短气，灸肺俞一百壮。

瘿，上气胸满，灸云门五十壮。

瘿，恶气，灸胸堂百壮。

又，灸天府五十壮。

又，灸大椎，横三间寸灸之。

又，灸冲阳，随年壮，在肘外屈横纹外头。据此是曲池穴，冲阳在足跗上五寸。

瘿，灸天瞿三百壮，横三间寸灸之。

瘿气面肿，灸通天五十壮。

瘿，灸中封，随年壮。

灸癫卵法：

以蒲横度口如横折之一倍增之，以布著少腹横理，令度中央上当脐勿令偏僻，灸度头及中央，合二处随年壮，好自养，勿劳动作役、大言、大怒、大笑。

又，牵阴头正上行灸头所，极牵向左右髀、直下行皆仿此，随年壮。

又，灸足厥阴，在右灸左，在左灸右，各三壮。厥阴在足大指本节间。

男癫有肠癫、卵癫、气癫、水癫四种，肠癫、卵癫难瘥，气癫、水癫针灸易瘥。卵偏大入腹，灸三阴交，随年壮，在内踝上八寸。

又，肩井、肩臂接处，灸随年壮。

又，灸关元百壮。

又，灸手小指端七壮，在左灸右，在右灸左。

癫卵偏大，灸玉泉百壮报之。

又，灸泉阴百壮三报之，在横骨边三寸。

凡癫病，阴卒肿者，令并足合两拇指爪甲相并，以一艾炷灸两爪端方角上七壮。

阴肿欲溃困，灸足大拇指本节横纹中五壮。

又，灸足太阳五十壮，报之。

又，灸足太阴五十壮，在内踝上一夫。

又，灸大敦，在足大指三毛中，随年壮。

又，灸足大指内侧去端一寸白肉际，随年壮，甚验。若双癫，灸两处。

又，横骨两边二七壮，侠茎灸之。

又，足大指下理中十壮，随肿边灸之，神验。

小儿癫，先时将儿至碓头咒之曰：坐汝令儿某甲阴囊癫，故灸汝三七二十一枚。灸讫，便牵儿令雀头向下，着囊缝当阴头灸缝上七壮，即消，已用有验，艾炷如帽簪头大。

凡男癫，当骑碓轴以茎中置轴上，齐阴茎头前灸轴木上，随年壮，即愈。

卵肿如瓜，入腹欲死，灸足大指下横纹中，随年壮。

灸汗法：

多汗寒热，灸玉枕五十壮，针入三分。

多汗疟病，灸谚谵五十壮。

盗汗，寒热恶寒，灸肺腧随年壮，针入五分。

又，灸阴都各一百壮，针入八分补之，穴在侠胃管相去三寸。

多汗，四肢不举，少力，灸横纹五十壮，在侠脐相去七寸。

又，灸长平五十壮，在侠脐相去五寸，不针。

卒死第八

十三法

针间使百息。

又，灸人中。

灸魇不觉法：

灸两足大指聚毛中二十一壮。

治卒忤法：

灸人中三十壮。

又，灸肩井百壮。

又，灸间使七壮。

又，灸巨阙百壮。

又，灸十指爪甲下各三壮。

治鬼击法：

夫鬼击之为病，卒着人如刀刺状，胸胁及心腹绞切急痛不可按，抑或即吐血，或即鼻中出血，或下血，一名鬼排，灸人中一壮，立愈。若不止，更加灸脐上一寸七壮。又灸脐下一寸三壮。一云七壮。

中恶，灸胃管五十壮。

治蛇毒，灸毒上三七壮，无艾，以火头称疮孔大小爇之。

治热暍，灸两乳头七壮。

治狂犬咬人，令人吮去恶血尽，灸百壮。以后，日日灸，一百日乃止。瘥，血不出。慎酒、猪肉，一生慎之。

杂法第九

用针法：

凡用针者，虚则实之，满则泄之，宛陈则除之，邪胜则虚之。大要：徐而疾则实，疾而徐则虚。言实与虚，若有若无。察其后先，若存若亡。为虚为实，若得若失。虚实之要，九针最妙。补泻之时，以针为之。重则为补，轻则为泻。虽有分寸，得气即止。明堂偃侧，针讫皆无不灸。凡病皆由血气壅滞，不得宣通，针以开导之，灸以温暖之。灸已，好须将护，生冷、醋、滑等，若不谨慎之，反增疾矣。

黄帝曰：五脏、五行、五时，病何以故？岐伯曰：假令春月和畅，条芳水绿，心荡意盈，神乱于内而形病于外，卒有西方飘风，凛然毛耸，因腠理开，不复得散，便居孙脉，孙脉满，流入络脉，络脉入大经，大经注腑，腑归脏，四时同然，故风病多归于心也。手心主灸刺血出多，令人心惊；三里刺入四分，令人气上；涌泉刺深杀人；阴交灸多绝孕。

凡诸孔穴，名不徒设，皆有深意。故穴名近于木者属肝，穴名近于神者属心，穴名近于金玉者属肺，穴名近于水者属肾。是以神之所藏，亦各有所属。穴名府者，神之所集；穴名门户者，神之所出入；穴名宅舍者，神之所安；穴名台者，神所游观。穴名所主，皆有所况，以推百方，庶事皆然_{穴名五脏，原缺脾。}

凡孔穴者，是经络所行往来处，引气远入抽病也，故经云：灸三壮者，即为足数也。

禁忌法：

凡灸头与四肢，皆不欲少，须熟，宜令灸，计壮满三百，足以愈病。

头手足肉薄，若并灸，则血气绝于下，宜时歇。火气少时，令血气遂通，使火气流行，积数大足，自然邪除疾瘥也，乃止火耳。本经多云刺入三分，灸三壮，兹乃举其大纲，未尽圣心。且手足皮薄，炷小数少；腹背肉厚，炷大壮多，斯皆以意商量也。背欲熟，即为佳也。凡灸生熟，候人盛衰、老少、肥盛灸之。

凡微数之脉及新得汗后，并忌灸。

凡孔穴，皆逐人形大小，取手中指第一节为寸，男左女右。一云三寸者，尽一中指也。人年三十以上，若灸头不灸三里穴，令人气上眼暗，所以三里穴下气也。

一切病皆灸三里三壮，每日常灸，下气；气止，停也。

凡灸法，先发于上，后发于下；先发于阳，后发于阴。凡针刺大法，在午时后，不欲午时前。

治冷痹胫膝疼，腰脚挛急，足冷气上，不能久立。有时厌厌嗜卧，手脚沉重，日觉羸瘦，此名复连病，令人极无情地，常愁不乐，健忘嗔喜，有如此候即宜灸之。当灸悬钟，穴在足外踝上三指当骨上，各灸随年壮，一灸即愈，不得再灸也。取法以草从手指中纹横三指令至两畔齐，将度外踝从下骨头与度齐，向上当骨点之，两脚，令三姓人灸之。候天晴日午后，在门外四达道上灸之，神良。若年月久更发，依法更灸。若意便欲多者，七日外更灸七壮。

巨厥可百壮。

上管可二百壮。

中管可千壮，下至五百壮。

下管可一百壮。

中守可一百壮。

阴交可三百壮。

中极可五百壮。

大椎可三百壮。

风门可二百壮。

魂门可五壮。

阳纲可五壮。

意舍可百壮。

肓门、胞门可各一百壮。

悬枢可五壮。

命门可七壮。

白环腧可三壮又云一壮。

心腧、肝腧、肺腧、脾腧、肾腧、小肠腧、胆腧、大肠腧、胃腧、膀胱腧、三焦腧、膈腧。

右五脏六腑腧，皆得满一百壮。

肺募中府、心募巨阙、肝募期门、胆募日月、脾募章门、肾募京门、小肠募关元、三焦募石门、大肠募天枢、膀胱募中极、胃募中管。

右五脏六腑募，亦得满百壮。

鸠尾三十壮三报之。

巨阙五十壮。

上管、胃管、建里、下管、水分、脐中各五十壮，三报之。

阴交、气海、石门、关元五十壮，中极五十壮。

右从鸠尾下第一行皆得百壮，以此为大率。自外诸穴，或中病乃止，或取随年壮，以意商量也。

头维、脑户、风府、丝竹空、下关、耳中、瘈脉、人迎、瘖门、承泣、经渠、脊中、气冲、鸠尾、地五会、阴市、阳关、乳中、泉腋、伏菟、承光、天府、白环俞、石门女人忌灸。

右二十四处，禁不可灸，大忌。

上关、左角、乳中、鸠尾、五里、承筋、复溜、颅息、缺盆、脐中、神庭、云门、伏菟、三阳络、然谷。

右十五穴，禁不可刺，大凶。

玉枕、维角、睛明、舌根、结喉、胡脉、天窗、神符、巨览一作觉、血海、足太阴、丘墟右十二穴，无病不可灸刺。

针灸宜忌第十

论曰：凡欲灸针，必先诊脉，知医须看病者行年、本命、祸害、绝命、生气所在，又须看破除开日人神取天医，若事急卒暴不得已者，则不拘此也。既得吉辰，当知忌穴，乃以绳量，依图朱点，并疏患穴及壮数，然后用心乃疗之，则无不愈矣。其分寸法，取病人男左女右，手中指第一节为寸。宜忌等列之如左：

治病服药针灸法诀：

凡针灸服药，皆须审知病人生年月日，推其行年、游宫、生气、绝命讫，乃处断之。

旧法：男避除，女避破。又男忌戊，女忌己。

假令木命人行年又在木，则不宜针及服青色药。

火命人行年又在火，则不宜发汗及服赤色药。

土命人行年又在土，则不宜吐及服黄色药。

金命人行年又在金，则不宜灸及服白色药。

水命人行年又在水，则不宜下及服黑色药。

凡医者不知此法，下手即困；若遇病人年命厄会深者，下手即死矣。

凡入月六日、十五日、十八日、二十二日、二十四日、小尽日治病，令人长病。

戊午、甲午，此二日大忌。针刺出血服药及灸，不出月，凶。

甲辰、庚寅、乙卯、丙辰、辛巳，此日灸刺大凶。

壬辰，此一日大忌针灸。

甲辰、己巳、丙午、丁巳，此日男子特忌针灸。

甲寅、乙卯、乙酉、乙巳，此日女人特忌针灸。

丙子、壬子、甲子、丙辰、丁巳、辛卯、癸卯、乙亥，以上日切忌针灸。

立春、春分脾；立夏、夏至肺；立秋、秋分肝；立冬、冬至心；四季十二日后肾。

右以前日，并不得治疗，凶。

凡五脏王时，不得治及针灸其经络，凶。

凡春左胁，秋右胁，夏脐，冬腰。以上人神，皆不宜针灸。

凡五辰、五酉、五未等日及八节先一日后一日，皆不得针灸。

建日申时头，除日酉时膝，满日戌时腹，平日亥时腰背，定日子时心，执日丑时手，破日寅时口，危日卯时鼻，成日辰时唇，收日巳时足，开日午时耳，闭日未时目。

右件其时并不得犯其处，杀人。

一日足大指，二日外踝，三日股内及脚腨，四日腰及髀，五日口齿、舌根、咽、悬壅及足指，六日手小指少阳及脐下，七日内踝，八日足腕—云脚，九日尻尾、手阳明，十日腰眼及足拇指，十一日鼻柱及眉，十二日面发际，十三日牙齿，十四日胃管、咽喉、足阳明，十五日遍身，十六日胸乳，十七日气冲及胁，十八日股内及腨肠，十九日足跗、足下及项，二十日膝以下—云内踝及膊，二十一日唇、舌、足小指，二十二日伏兔、外踝—云胸臆中，二十三日肝腧、足跗、两腋，二十四日足阳明、两胁及小肠，二十五日足阳明心腹—云膝足，二十六日手、足、胸，二十七日膝内踝—云膝、肩、脐、膈下及两足并阴囊中，二十八日内踝、玉茎—云阴中及耳颊，二十九日膝、头、颞颥、两手足，三十日关元下至足—云足跗上及颊膝头，又云遍身。

右人神并须依之，吉。

肝神丁卯，心神庚辰，肺神癸酉，肾神庚子，脾神戊己。

此五神之日，特须避之，余日不假避讳也。余以此论为得之近矣，必须依而行之。余者猥碎，徒费辞难领，固非君子之言，诸忌之法以施俗士，通人达道，岂拘此哉？

月忌：

正二三四五六七八九十十一十二

血忌：丑未寅申卯酉辰戌巳亥 午 子忌针灸

月厌：戌酉申未午巳辰卯寅丑 子 亥忌针灸

四激：戌戌戌丑丑丑辰辰辰未 未 未忌针灸

月杀：丑戌未辰丑戌未辰丑戌 未 辰忌针灸《千金》法不同

月刑：巳子辰申午丑寅酉未亥 卯 戌忌针灸

六害：巳辰卯寅丑子亥戌酉申 未 午忌针灸

天医：卯寅丑子亥戌酉申未午 巳 辰宜寻医取药呼师

右呼师宜天医上来疗病，吉；若刑害上来及针灸，大凶。

又行年天医法：

人年至子丑寅卯辰巳午未申酉戌亥。

天医卯戌子未酉亥辰寅巳午丑申。

推岁天医法：

常以传送加太岁太一下为天医。

推月天医法：

阳月以大吉，阴月以小吉，加月建功曹，下为鬼道传送，下为天医。

避病法：

以小吉加月建登明下为天医。

疗病法：

以月将加时，天医加病人年上疗之，瘥。

日天医法：

甲乙丙丁戊己庚辛壬癸，天医卯亥丑未巳。

行年人神所在法：

年一岁，十三，二十五，三十七，四十九，六十一，七十三，八十五，神在心，辰。

年二岁，四，二十六，三十八，五十，六十二，七十四，八十六，神在喉，卯。

年三岁，十五，二十七，三十九，五十一，六十三，七十五，八十七，神在头，寅。

年四岁，十六，二十八，四十，五十二，六十四，七十六，八十八，神在肩，丑。

年五岁，十七，二十九，四十一，五十三，六十五，七十七，八十九，神在背，子。

年六岁，十八，三十，四十二，五十四，六十六，七十八，九十，神在腰，亥。

年七岁，十九，三十一，四十三，五十五，六十七，七十九，九十一，神在腹，戌。

年八岁，二十，三十二，四十四，五十六，六十八，八十，九十二，神在头，酉。

年九岁，二十一，三十三，四十五，五十七，六十九，八十一，九十三，神在足，申。

年十岁，二十二，三十四，四十六，五十八，七十，八十二，九十四，神在膝，未。

年十一岁，二十三，三十五，四十七，九，七十一，八十三，九十五，神在阴，午。

年十二岁，二十四，三十六，四十八，六十，七十二，八十四，九十六，神在股，巳。

十日人神所在：

甲日在头，乙日在项，丙日在肩臂，丁日在胸胁，戊日在腹，乙日在背，庚日在膝，辛日在脾，壬日在肾，癸日在足。

十二日人神所在：

子日在目，丑日在耳，寅日在胸一云面及口，卯日在鼻一云在脾，辰日在腰，巳日在手一云在头口，午日在心腹，未日在足一云两足心，申日在头一云在肩额，又云在腰，酉日在背一云在胫，戌日在颈一云在咽喉，亥日在项一云在臂颈，又云两膝。

十二时人神所在：

子时在踝，丑时在头，寅时在耳一云在目，卯时在面一云在耳，辰时在项一云在口，巳时在乳一云在肩，午时在胸胁，未时在腹，申时在心，酉时在膝一云在背脾，戌时在腰一云在阴左右，亥时在股。

　　右件人神所在血，不可针灸损伤，慎之慎之。

千金翼方卷第二十九　禁经上

论曰：夫清浊未分，无间昏晓，玄黄肇判，乃见温凉。四时攸分，降生寒暑，三光照烂，日景亏盈。人禀五常，腠理通塞，故老子曰：吾所以有大患者，为吾有身，及吾无身，吾有何患？由此观之，形质既著，则疴瘵兴焉。静言思之，惟无形者可得远于忧患矣。夫天地圣人尚不能无患，况如风烛者乎？古有调针切脉之君，尝药炼石之帝，忧劳庶类，不遑宁处者，亦已众矣。自时厥后，穷神极智之士，抽心尽思之贤，相与赞成其业者，不可胜纪。是以医方千卷，未尽其性，故有汤药焉、有针灸焉、有禁咒焉、有符印焉、有导引焉，斯之五法，皆救急之术也。何者？病起无端，医疗万品，闾阎之内，犹有夭枉之哀。朝野之中，尚致膏肓之疾，诚可悲夫！方今医者，学不稽古，识悟非深，各承家技，便为洞达，自负其长，竞称彼短。由斯对执，卒不得把其源流也。余早慕方技，长崇医道，偶逢一法，岂吝千金，遂使名方异术，莫能隐秘。且此书也，人间皆有，而其文零叠，不成卷轴，纵令有者，不过三章两章，既不专精，探其至赜，终为难备。斯之一法，体是神秘，详其辞采，不近人情，故不可得推而晓也。但按法施行，功效出于意表，不有所缉，将恐零落。今编为两卷，凡二十二篇，名曰《禁经》。其于条例，后科详悉。博雅君子，无或隐焉。

持禁斋戒法第一

《神仙经》曰：凡欲学禁，先持知五戒、十善、八忌、四归，皆能修治此者，万神扶助，禁法乃行。

五戒者：一曰不杀，二曰不盗，三曰不淫，四曰不妄语，五曰不饮酒、嫉妒。

十善者：一济扶苦难，二行道见死人及鸟兽死者皆埋之，三敬重鬼神，四不行杀害，起慈悯心，五不怜富憎贫，六心行平等，七不重贵轻贱，八不食酒肉五辛，九不淫声色，十调和心性，不乍嗔乍喜。

八忌者：一忌见死尸，二忌见斩血，三忌见产乳，四忌见六畜产，五忌见丧孝哭泣，六忌抱小儿，七忌共女人同床，八忌与杂人论法。

四归者：一不得着秽污不净洁衣服，即神通不行，二不得恶口咒诅骂詈，三不得共人语诈道称圣，四不得饮酒食肉，杀害无道。

又云不得秽处诵禁文，又云不得与不信人行禁，又不得向人说禁法，又云不得秽污手执禁文，又不得与杂人喧戏，又不得轻说神明，又不得嗔打六畜及人，不得乘车马。

有犯此满三事，则禁道不行；能不犯者，其禁大验。

经曰：若履城邑污秽者，当用此方：

竹叶十两 桃白皮四两 柳白皮四两

右三味，以水一石二斗煮之一沸，去滓，浴身，百秽消除；又辟温瘴、疮疡。此法，天仙下游既返之日，未尝不用此方解秽也。至于符水咒漱及外舍之近术，皆不及此方。若能常用此汤澡浴者益佳，惟不可洗目也。

紫微王夫人敕水洗目得清净法：

咒曰：浊不秽形，死不妨生。摩掌蔡目三遍，令我长生。青龙在吾左，白虎在吾右，朱雀在吾前，玄武在吾后。神禁敕水除尘垢。急急如律令。

一法：解秽禁水曰：东流之水滑如苔，中有主君与三台，某甲污秽荡除。急急如律令。

受禁法第二

《神仙经》曰：阳道强坚而易歇，阴道微软而久长。圣人闭口，万物可藏。回转清白，改易阴阳。应言不言，神明相传；应语不语，神明相与。故万法闭口，藏身之禁法流行，五脏神明。众人游戏而我独住，众人浩浩而我独静，众人言说而我独默，此行禁之道毕矣。

《仙经》曰：凡受禁之法，当先斋戒百日，精心不行淫欲。惟得清净沐浴着鲜净衣，口常不出恶言骂詈，精思静念，勿生异想，一如前章。仍更七日之中，闭口不共人语，乃可受之：

正月一日，三月三日，五月五日，七月七日，九月九日。三年之中三遍于此月日受之，并一心持斋戒不犯，则行禁其验如神。

正月一日受法：

正月一日平旦寅时，清净澡漱，在无人清净之处，著鲜净衣，不得令人辄见，烧众名香，正面向东，禹步三匝，勿回转，长跪读启度文曰：上启三师、神童、玉女、天医卢医、一切诸师、太上老君、诸仙神王、日月五星、二十八宿、北斗三台、诸神仙官属、诸大神王咸知，弟子某甲受持符禁之法，愿济拔众生苦难，除毒消邪，辟却奸恶，万事如救。急急如太上老君律令。

都受禁文曰：

想东方木禁在吾肝中，想南方火禁在吾心中，想西方金禁在吾肺中，想北方水禁在吾肾中，想中央土禁在吾脾中。

想左青龙、右白虎、前朱雀、后玄武，天师禁驾，无事不苦，东王公、西王母，道吾禁有随当止。急急如太上老君律令讫，还诵所得禁文各三遍，礼一十二拜，仍更七日，勿共人作一言及恶骂詈等语，七日勿洗手。

三月三日受法：

三月三日平旦寅时，至东流水上，正面向东立，端心正意读前启度文如正月法，并启江河四渎、一切水官、四海大龙正，愿知弟子某甲受持禁法，愿大神王立契讫，诵所得禁文各六遍，礼九拜。

五月五日受法：

五月五日正中午时，在静处烧香，正面向南立，读启度文讫，诵所得禁文各三遍，礼十二拜。

七月七日受法：

七月七日鸡鸣丑时，在静处烧香，正面向西立，读启度文讫，诵所得禁文各三遍，礼七拜。

九月九日受法：

九月九日人定亥时，在静处正面向北立，盆盛水，口衔刀，读启度文，投香火，长跪，诵所得禁文，各三遍，礼九拜，此五日处法，用一如正月法。惟所向方及拜数不同耳。

太白仙人受法：

四月一日，斋戒至八日，立道场，四面悬幡盖，烧香燃灯，启醮五方五帝、五方禁师、五方吞精啖毒夜叉神王，愿知弟子某甲受持禁法咒讫，诵所得禁文各三遍，七日斋戒。

同力受禁法：

候初雷时举目看雷，右手把刀以左手摩之，咒曰：助我行禁，振声如雷吼，万毒伏闭气。待雷声尽讫，七日斋戒不出言。一本云：候初雷时，眼所见物随便把取，唱言声如雷，万邪皆怖畏，待雷声尽乃弃之。一云口衔刀，手捉大斧摩之，言：口如毒，手如毒，声如雷吼，云云。

神仙王受禁法：

候燕初来时，仰头看之，以手按地云：口如毒，以燕去不见乃止。此等洁净斋戒，一如正月不别，乃至七日不洗手。

天帝太一受禁法：

初受禁时，在寂静无人之处敷坐，设案烧香，正面向北闭口并足正立，左手持刀，依式思存，青龙在左，白虎在右，朱雀在前，玄武在后，北斗七星覆头上，柄指前；次思东治大禁师，愿持兵万石赵侯骠骑大将军苏平南公、八部将军七十二禁师陈师赵师，值符小吏、值日童子护值今日，不得以左为右，以前为后，若有倒错，即依使者法律科罪之。急急如律令。如此阴念三遍，然后禹步三匝至香火前，叩齿三遍，咒曰：东方青龙衔水来，南方赤龙衔水来，西方白龙衔水来，北方黑龙衔水来，中央黄龙衔水来，悉投杯中三台，三台此水非常水，洗除天秽、地秽、三十六秽，某甲身秽净除之。急急如律令。三遍咒讫，以水洗目，并噀四方上下，余水自饮之，洗腹内令净想。又读前启度文，然后长跪，诵所得禁文各三遍讫，礼四方各再拜即成，神验。刀子、水盆不得用曾经酒肉、五辛者。

又一法：

正月一日东方明星出时洗浴，在清净无人之处，白茅为藉，置座设案烧香火，并花水洗面目，正面东向并足立，先举左手呼青龙，次举右手呼白虎，前行呼朱雀，后行呼玄武。讫，依前左手持刀，次第思神师，日符禁同法，更无别法也。若欲受符印者，以帛若袋子盛挂，着左手指勾之，而擎水盆闭气禹步，依法次第咒请有效也。

七星受咒法：

正月一日，三月三日，五月五日，七月七日，九月九日。

先以香汤洗浴，取东流水未经用瓦器盛之，以诵所得禁文咒一遍，受人自洗浴于旷野无人之处，以净草为坐，以瓦器盛水七盏，作七星形，北向云：谨启七圣真君，弟子某乙愿持禁法，禁断邪恶鬼毒之气，救理人民，伏愿降真气流布臣身，令臣所行符禁应声除瘥，应手除愈。次第饮前件水各少许，余洗手，不得手捻不净之物，即有大验。一云七佛咒法，下又有一观自存咒法，今并不取。

黄帝越禁受法：

黄帝曰：凡受符禁者，皆清净斋洁百日，不得近死亡、产乳、房室，三年之中三度。正月一日，三月三日，五月五日，七月七日，九月九日，以夜众星之下，置神座设案烧香，盆盛水临刀北面叩齿捻三师目，次第思神讫，禹步三匝，长跪读启度文，又诵所得禁文各三遍，神验。水盆不得用曾盛酒、肉、五辛者，临欲越时朱书帛素上，左手持之，捻目阴诵咒之；欲行禁时闭气朱书帛素上，右手持之，捻目阴诵咒之。

杂受禁法第三

正月一日日未出寅时，三月三日寅时，五月五日午时，七月七日丑时，九月九日寅时一云丑时。正月受一年用，三月受一春用，五月受一夏用，七月受一秋用，九月受一冬用。

右年年常依此日受之法，不得饮酒、食肉、五辛、芸苔、乳酪、酥、蜜，心如药王药上，愿救护一切众生，不作艰难，不求财物，但作此心，下口即瘥，万不失一。受法用前月日，先以清净井华水沐浴，上下衣服一切鲜净，清斋七日，至其日，先以井花水澡浴漱口，烧香礼五方五帝各五拜讫。正面向东烧香，端立，净器盛井花水置旁，诵所得禁文各二七遍讫，口含水仰噀五方，承取洗手面讫，向东方吸青气想入口中七吸，次向南方吸赤气，次向西方吸白气，次向北方吸黑气，次吸中央黄气，皆作七吸入腹。想讫，更礼五方各五拜讫，后作两月持斋戒作得禁想，不得作一切诸恶行。受讫，即成禁法。器物不得用曾经盛酒、肉、五辛者。

受禁肿法：

古冢北桑树阴内有艾者，五月五日平旦日未出时，从冢北向南步取五十四步，至艾作禹步北斗七星讫，还闭气将取艾叶，拭手使汁入手中，七日勿洗手，持斋过七日以外即成禁。五十四步之中标记使分明，一步七尺，登取艾时，面向西方咒：愿我此手，一切痈肿，一切诸毒，乃至一切病，手着即瘥。作法讫，还，勿反顾，受时以五月四日作斋，标记步数，亦四日使记，先从艾东置魁，因北向为尾，向北五十四步作标记，五日旦从北向南步之作法了斋，至十一日上桑树，在冢北从地三尺于冢上生者佳，亦于四日在冢东宿，五日旦即作法禹步法，闭气握固，若治病时作想此手作热铁叉，想前人病如雪，手著病即散。又治病时常在病人生气上，若病人头面上有浮肿，不得顿治，使尽即伤人，必当留少许明日更治。此法大业六年，琅邪郡莒县令梁阔送擅持山善寂道场灵法师所行，神验不传。

受禁疟法：

候燕初来时，以纸一张，浓点笔于纸上，望燕与点，燕没乃止，后若疟病人来，向云我患疟，即语我与你治，你但去阴押取一点，塞壁孔中即愈。

又法：正月元日呼牛马时火下将笔闭气，多书纸上作鬼字，气尽乃止。疟病欲发时，押取一鬼字与吞之即瘥。

受禁肿都禁法：

正月元日东方动时，以净席一领于寂静无人之地，以井花水沐浴漱口三遍，手持香炷礼五方五帝君，咒愿曰：弟子某甲，今日受天神咒，愿救一切众生苦。四方各礼三拜讫，想取东方青气入口满七咽，南方赤气、西方白气、北方黑气、中央黄气等各七咽讫，向南东方闭气诵咒各七遍。七日持斋戒。咒曰：天之所圆，地之所方，受天神符，可以长生。二十八宿，其色亭亭，五色变化，与符合并。急急如律令。次咒曰：无根肉本，生无留停，大肿如山，小肿如粟，登高山，临海水，旦起生，向暮死。急急如律令。

须紫檀把刀子，以刀把按肿上，其肿疼痛，用前禁文，若不疼痛，用此禁禁之。然此二禁皆是正禁肿文，凡是恶肿皆用此二文，其大肿日别四五度禁，五日瘥，小者当日瘥。

大总禁法：

咒曰：朝日不良，为物所伤，上告天公，下告地皇。地皇夫人，教我禁疮，仙人持水，玉女持浆，一唾止毒，二唾止疮，三唾以后，平复如常。天雷马鸣，疮亦不惊，天雷地动，疮亦不恐。皮相连，肉相当，不疼不痛，不肿不脓。急急如律令。用法以刀子一枚，先吸一口水，捻盐著口中和水噀病上，若小儿惊恐，当噀地上二三过，快唾病上，以口附近病上诵禁，每一遍三唾，每七遍。一遍盐水漱口，三七遍成一禁也。若不瘥，多加遍数，取瘥为限。若百遍不瘥者，此病大重，不可救也，慎勿与治。

禁时气病法：

头痛，以刀隐痛处，唾禁如前，缘但有患疼痛处，皆用刀背隐而禁之。若金疮从高堕下，六畜、狼、虎、毒蛇所伤，手足卒挛躄。凡百一切痛苦不如意处，并用此法禁咒之，悉得除愈，不可具载。男女并得受持。

论曰：此之杂法，由禁师不能具美大法，所以须受轻法，易者约者。若受大法，此亦不须。

禁法大例第四

论曰：用禁大例，诵禁文必不得出声，令自耳闻声，若闻之咒即禁法不行，行之无益，慎之慎之。受禁之时，不得令人畜等一切见之，见之即不成。受法时，刀及水盆，皆不得曾经酒、肉、五辛用者。

《神仙经》曰：对治禁，万病击同类。

逢水难，土王击之；逢土难，木王击之；逢刀难，阳精击之；逢鬼难，桃汤击之；逢虎难，五常气击之。万病击同类对治，皆持刀、持桃、持火、持鉴、持水、持绳、持药、持符、持戟、持弓、持箭、持弩、持食、持坐、持粉、持意、持神、持想、持气、持书、持石、持土、持盐、持幡、持脂、持肉、持血、持面、持金、持玉、持印，故其法皆禁击之，所须用禁之法，有请有告，有祭有害善神即饮食祭之、住之，恶鬼即克之、却之。有杀有畏，有爱有喜，有恶有死，有走有住，有灭，是故对治用时，各各条列。

《仙经》曰：用禁有六法，一牙齿禁，意存气至牙齿；二营目禁，开一目闭一目；三意想禁，存意以去想，诸疾以除；四捻目禁，谓手上有一十五目；五气道禁，谓吹呼呵嘘嘻呬；六存神禁，存诸神在，以食醮祭之，感天灵气至，又鸣天鼓叩齿是也。

凡为人请疗疾，出门三步咒曰：天杀黄黄，地杀正方，千鬼万神，谁复敢藏？飞步一及，百鬼灭亡。急急如律令。

若至主人家，先当解秽，即作五龙水法，手持水碗咒曰：东方青龙含水来，南方赤龙含水来，西方白龙含水来，北方黑龙含水来，中央黄龙含水来。五方五龙吐水，没杀邪鬼。急急如律令。讫，叩齿三百遍。

咒曰：神水解天秽、地秽、生秽、死秽、人秽、鬼秽、身秽、病人之秽，速除去之，立令清净，急急如律令。三嘘三吥，以刀右搅三回，以右足跟蹴地三下，含水四方喷之，及喷病人上，尽令清洁，然后按法思神行禁。又存气至牙齿，令住闭一目，存意已去即捻目。然后用存七星在其顶上，存青龙、白虎、朱雀、玄武来护身，存大神在其前后五星，存之腹内，吐气存如云，击彼处令如徐行。行步法乾坤，如此行按，即外邪不入五脏，神明白通。仍皆须审之，万不失一。

又法：欲向病人家，当须存想作白虎吐火，烧病人家屋舍，皆令荡尽；又作龙舐病人身肉令尽。还作充满悦泽，然后用气急治之。欲击物，一一皆如是，此令行禁神明万物，皆神效验，须精审之。若唾热病，以冷气吹之二七，然后禁之。若唾冷病，以热气呵之二七，然后禁之，三唾之后行禁，禁后三唾乃放之。

《仙经》曰：受符禁同法，先当修身洁己，安魂定魄，口勿妄言，洁斋百日，可致神仙，避逆恶气，除灭灾祥，可以长生。

掌诀法第五

天师曰：若欲修之，先持斋戒，一如正月法，断口味，绝房室，先取龙骨、乌头、附子、犀角各一两，以水三斗，煮取二斗，遍身澡浴，有余者明日更洗手面讫，以盆盛水烧香，禹步三匝，口衔刀，北面长跪，读前启度文讫，诵所得禁文各三遍，一依正月戒忌即成，神验。

天师曰：得吾法者，上士升仙，下士迁官。庶人得之，益寿延年。父子兄弟，不得相传，传必贤人，非贤勿传，殃及子孙。

又**受禁法**：

咒曰：女口噙艾，一日诵七遍，七日止。

凡禁病大例，禁一切病，先须口嚼杨枝，去口中秽气，讫，又嚼盐乃咒唾之。若犯一切口味者，即烧牛粪灰淋取汁饮漱服之，此除腹中诸秽，并作解秽符水法，还得清净。此是掌诀解秽法也。

凡游行人间，有所犯秽者，皆亦如之。

凡欲行禁者，皆须先捻鬼目。若与男禁捻左手目，若与女禁即捻右手目。一云：男子行禁捻左手目，女人行禁捻右手目，并逐四时王相，正面向月建正心定意闭气三捻目，左营目顺天道，即成禁法，用之神效。左营目者，开左目、闭右目；右营目者，开右目、闭左目。

凡禁讫，须解禁法：

假令禁虎，须存作狮子，捻虎目，若欲解之，还存作虎。

一云：男番捻右手虎目，女番捻左手虎目。若欲禁狗存作虎，捻狗目，若欲解之，还存作狗。以此为例，触类长之，皆须仿此。

大指第一节是生人蛇虎头，若有恶人侵犯己身，骂詈不止者，缓即捻之，急即闭气押之左营目，恶人即怒止也。若不止则押喉向官府门亦如之，一百步外预作之，乃入官官见不嗔；欲禁虎蛇，亦依此法，即虎蛇避人入草，畏见人也。

大指第二节是生人蛇虎喉，若恶人骂詈不止，与人争者，闭气捻之，急即押之，左营目，令彼吃讷不能言也。

第二指第一节是蛇虎目，治蛇虎疮，闭气捻之，己身及他人同。若见蛇虎便捻之，急即嗔怒而押之。

第二指第二节是鬼目，欲见鬼、去鬼、击鬼皆捻之，急则闭气押之，左营目，九气则鬼神立至矣。呼即去，吸即来，治病捻之。

第二指第三节是生人目，欲藏身翳己与人斗争，及在深山旷野皆须捻之，以伏众人之言，急则闭气押之，左营目，人不见己也。

第三指头甲下是蜂蝎及百鸟飞虫之目，若人被蜂蝎螫捻之，七左营目，五气则解之。若不瘥，押蝎目及人天二道并捻掌心即瘥。

第三指第一节是地狱治鬼目，若欲禁诸神不令来去，闭目向王，闭气五十息捻之，急即左营目押之。

第三指第二节下是天狱目，欲禁鬼、摄鬼、却鬼、杀鬼，皆向王闭气捻之，急则押之左营目。若为鬼魅所著或恶梦魇押之。

第三指第三节是鼠目，一名天地狱，治鬼目。若住鬼、定鬼、住神，皆向王闭气五十息，捻之，左营目。

第四指次甲下是蚊子蚤虱之目，欲除之，闭气捻之。

第四指第二节是都监目，一名神都目。都监者，监领一切诸神，都管一切诸鬼。欲召鬼神问其意，向王闭气五十息，捻之，左营目，鬼神立至矣。

第四指第三节是禁鬼目，一名蛇胎。欲行考鬼、令鬼、住鬼、问鬼，捻之闭气。若入山泽畏逢蛇蟒，当押蛇胎，令不来见人及己逢亦押之，蛇口禁不得开。

第五指头是天心，欲求天神，向王闭气押之，神自来奉赛。大佳。

第五指第一节是游师目。

第五指第二节是天师目。

第三节是三师目，此皆是初学符禁法时，向王闭气捻之九十息左营目，启请即有神验。

掌中一理是鬼道，欲诛符、破圹、断鬼魖魅恶气、伐神树，皆向月建闭气五十息，押之左营目，神验。

凡欲咒敕符皆须捻断鬼道，使鬼常敬之，掌中一理一名鬼舍，亦名地轴，亦名左都监鬼道目，欲诛符、破庙、除社公社地，或召诸鬼神，须有请问，及治病并欲解鬼，皆押左都监鬼道目，鬼神立至。若田野中浪宿押地轴，令鬼贼及神皆不敢近人。若入神屋止宿恐怕不安，押鬼舍即不魇梦。

掌中一理斜纹名食地，食地上一纹名天纹，下一纹名人道。若入山泽畏逢虎狼，向王闭气押手虎口中即不来。若已逢亦押之，令虎狼闭口不开。

第四指第一节名左金堂，若远行求财，押之万倍。

第三指第一节名玉堂，欲求官觅职，押之必随意。

第二指第一节亦名玉堂，欲求官押之。

论曰：此掌诀直用闭气、左营目、捻之，无咒文也。禁病则皆须禹步诵禁文捻而用之，急则瞋而押之，缓则捻。禁男用左手，禁女用右手。禁手之用勿失左右也。

凡禹步法，移步左右，脚前后不同。

凡欲作法，必先取三光气，又禹步，然后作法验矣。三光者，日月星；禹步者，或三步、七步、九步，不定。若欲受三光气者，极晴明日向日两脚并立，先所愿事随意多少小咒之，然后取禹步三步也。所欲步时，先举头看日光，剩开口吸取日光明，即闭口塞气至三步始得放气也。三步者，从立处两过移两脚始成一步，三步即是六过移脚也。向日光禹步时，左脚先移，右脚后移。若向月、星二光禹步时，并右脚先移，左脚在后也，但步数不同耳。若向星禹步时，须满九步也。九步者，向日中三步，更足六步耳，三三步合九步也。星者，即是北斗七星也。星中最须殷勤，所以须九步也。于日月中或用三步，或所用七步也。咒愿及闭气方法并如日中作也。受三光气时，日必须明亮好晴日也。日是阳，月与星是阴。又，左是阳，右是阴，是故受日气时左脚先移；受月星气时右脚先移也。又，向星禹步作九步时，既长久，若一气不得度，是以三步作一闭气，则九步即三过闭气也。咒愿亦须三过愿之，又须识北斗下三台星，男识免狱厄，女识免产厄。问曰：虽云两过移两脚成一步，犹未可好，其状云何？释曰：先两脚正并立，先举左脚进前往，次举右脚就左脚处正齐并立，此犹未一步，次第二又先举左脚进往，次举右脚就左脚住，方始成一步也。如此六过双移两脚，成三步，此是步法也。

禁鬼客忤气第六

咒曰：吾上太山府，谒拜皇老君，交吾却鬼，语我神方；上呼玉女，收摄不祥；登天左契，佩戴印章；头戴华盖，足蹑魁刚；左呼六甲，右呼六丁；前皇神，后越章。神师诛罚，不避豪强；先斩小鬼，后杀游光；何神敢住，何鬼敢当！一鬼不出，斩付魁刚。急急如律令。一云：吾上太山，道逢东王父，教吾杀鬼，语我有神禁，上帝王子，捕收飞祥；登天左契，佩戴印章；头戴华盖，足蹈天罡；先杀小鬼，后杀游光；何神敢住，何神敢当？缚汝正身，煮汝镬汤；三日一治，五日一量；门丞收缚，灶君上章；吾含天地之气，读咒杀鬼之方。唾天自裂，唾地自缺，唾山自崩，唾水自竭，唾痈自溃，唾火自灭，唾邪自走，唾鬼自杀。急急如律令。

又，吾为天师祭酒，为天地所使，身佩乾灵之兵百千万亿，在吾前后，罗列左右，何神敢住，何鬼敢当？正神当住，邪鬼速去。急急如律令。

又，六甲六乙，邪鬼自出；六丙六丁，邪鬼入冥；六戊六己，邪鬼自止；六庚六辛，邪鬼自分；六壬六癸，邪鬼自死。急急如律令。

又，神师所唾，严如雪霜。唾杀百鬼，不避豪强。当从十指自出，前出封侯，后出斩头。急急如律令。七遍咒之，先咒水喷病人，然后咒之。欲杀鬼，然后下刀。不瘥，更咒，看之手十指头毛出。若咒病人时，当以单被笼病人头，更遣两人捉被单两头以遮前，病人洗手莫拭，合手胡跪，然后咒之。

禁温疫时行第七

禁时气温疫病法一日十禁，自防难为，人施无限也：

天封吾以德，地封吾以道，吾奉天威，取地武，吾遇石石烂，按癥瘕散。左达右贯，贯骨达体，追病所在，何邪敢进？进者斩死。北斗七星饮汝血，叱叱灭手下。急急如律令。

禁时气法 亦禁水，沐浴身体令净，去温疫恶鬼：

九真行道，邪气敢当；元气洞达，百邪消亡。伏羲女娲，五痕地主，流入四肢。主作千病万病，上气虚寒，皆以风邪鬼所为。急按急按，灭绝手下。急急如律令。

出病家门禁法： 从病家门出，去门三步，衔禁闭气，左转而去，然后咒之曰：

一画成湖，再画成海。斩汝黄奴，老古头不得追吾。天师祭酒之后，急急如律令。便以左手画背后地，因去勿反顾。

禁疫鬼文：

吾上知天文，下知地理。天地夫人，教吾禁名，能禁疫鬼，汝从东来名曰狗，入人身中倚于心口，神师咒汝汝自走。汝从南来名曰羊，入人身中倚于肝肠，神师咒汝汝自亡。汝从西来名曰鸡，入人身中倚于皮，神师咒汝汝自衰。汝从北来名曰蛇，入人身中倚于百脉，神师咒汝汝自厄。科斗七枚在吾目前，口是天门不得枉开，若唾东方甲乙木，木折；若唾南方丙丁火，火灭；若唾西方庚辛金，金缺；若唾北方壬癸水，水竭；若唾中央戊己土，土裂。六甲六乙，疫鬼自出；六丙六丁，知鬼姓名；六戊六己，疫鬼自死；六庚六辛，知鬼东西；六壬六癸，疫鬼自死；六亥六戌，百鬼速出。急急如律令。

禁时气温疫法：

东方青温，吾肝中之气；南方赤温，吾心中之气；西方白温，吾肺中之气；北方黑温，吾肾中之气；中央黄温，吾脾中之气。五方五温，悉在吾身中，不得动作，即归在实。急急如律令。

度恶世禁法：

东方青帝甲乙君，南方赤帝丙丁君，西方白帝庚辛君，北方黑帝壬癸君，中央黄帝戊己君，千乘万骑，护卫吾身。前有万石桃汤，后有万队将军，主斩黄奴之鬼。欲行我者吾祭酒，父长甲母奇仲，语我吾万厄之中不近我。急急如律令 一日十念，度恶世也。

千金翼方校注

一五四一

禁时气却疫法一日十念，万恶不近人也：

吾是天师祭酒，当为天师驱使，头戴日月北斗五星，吾有乾灵之兵十万人，从吾左右前后。吾有太上老君、天地父母在吾身中，左手持节，右手持幢，何鬼不役，何神不走，何邪不去，何鬼敢住？急急如律令。

禁时气温疫法：

吾头戴朱雀，足履玄武；左挟青龙，右挟白虎；前有万石镀汤，后有虎贲猛士；天驱甲卒在吾前后，黄奴之鬼，去我万里。急急如律令。

又禁温疫法存青龙、白虎、朱雀、玄武，逐后禁之：

咄汝黄奴老古知吾否？吾初学道出于东方千城万仞上紫宫，灵钢百炼之剑，利如锋芒，斩杀凶咎，枭截不祥。叱汝黄奴老古，先出有礼，后出斩你。叱叱！急急如律令。

唾时行头痛法：

南越太公还故乡，壬申之唾自有方。神师所唾，上白太一皇天使者，督察不祥，威若山海，唾若雪霜，当吾者死，值吾者亡。妖精魍魉，自受其殃。急急如律令。

敕水逐鬼法：

习习详详，便生水光，直符使者，住立水旁，真正补虚，邪气消亡。吾左手捉鬼，右手持钺，斧斩鬼死。急急如律令。

禁唾恶鬼法禁住亦得：

吾从狼毒山中来，饥食真珠，渴饮武都，戎盐一把，冷水一盂，口含五毒，常与唾居。但老君之唾，唾杀飞凫。唾河则竭，唾木则折；唾左彻右，唾表彻里；铜牙铁齿，嚼鬼两耳；速去千里，不得留止。急急如律令。

禁病敕粉大法禁住亦得：

粉在纸中为神粉，举手以摩体，百鬼走出，精魅魍魉，应声散走出。天皇老教我唾粉，腹中跳踉，五脏安稳，录保三气，道保精神。急急如律令。

禁温鬼法：

天门亭长外都使，欲得九卿缚鬼士非子法住，左手持刀，右手持斧，斫黄奴温病之鬼，何不走去？前出封侯，后出斫头。急急如律令。

禁疟病第八

咒疟鬼法：

登高山，望海水，水中有一龙，三头九尾，不食诸物，惟食疟鬼。朝食三千，暮食八百。食之不足，差使来索。符药入五脏，疟鬼须屏迹。不伏去者，缚送与河伯。急急如律令。一云：登高山望海水，天公下捕疟鬼，咄汝不疾去，吾家有贵客，子名破，头如东山，躯如东泽，不食五谷，但食百鬼。朝食三千，暮食八百，一食未足，摧促来索。急急如律令。

禁疟病法连年不瘥，治之即愈：

若治之，须在净处平地，以手小指画地作鬼字，口中阴道病人生时年月日姓名，以砖覆之，勿令知之。至三七日不开，永瘥。如三七日内开，其病还复发。若治，必须知发时，逆前预治，勿使患人知之，大良。若丈夫，左手画之；女人，右手画之。阴为之，勿使人知，静作大验。

禁疟病法：

唾疟鬼，翁字园一作周，母字欲，大儿赢长吴，小儿如石；大女瓢甂炊，小女鲁子因。玉道将军取疟鬼，不得留停，速出速去，不得停住。急急如律令。

禁疟鬼法：

南山一神字铜柱，出门入户口有语，捉得疟鬼大镬煮。

南山一神字长丘，早起至门绕家游，捉得疟鬼斩却头。

南山一神字辟邪，铜作髑髅铁颔车，斧凿作齿，金钢作牙，生吞疟鬼三万车，北斗七星知汝姓字，不得住家。急急如律令。

禁疟鬼法：

登高山望海水，使螳螂捕疟鬼，朝时来暮时死，暮时来朝时死。捕之不得与同罪。急急如律令。

禁疟鬼法：

将狗上山，下使入海，中有一虫，不食五谷，只食疟鬼，朝食三千，暮食八百。一食不足，下符更索。速出速去，可得无殃。急急如律令。

禁疟病法：

日正中时正南立，取西北桃枝结项，两手脚灰绕三匝，中心立刀曰：头上戴九天，两手把九弓，两脚履九江，腹安四神，皆出自然。吾生食天，育养四神。上得精禁，能转人身。蜈蚣蟒蛇，只杀汝身，并鬼子孙。急急如律令。

禁疟鬼法：

先取一平砖，令病人在无人处，不得见人。大从月建向月破，以砖磨地令平，以手按砖四角使不动，还以手发砖立，在前可砖下书北斗，旁置三台，外尽孤虚，直取旬孤虚。其北斗中画作小鬼，患人姓名年几，置下在斗柄中。咒曰：小鬼字某甲，年若干，你从台入斗，疟鬼断后，若患人时，头上先下，若非患人时，头下先下。若无逆顺，平下砖讫。若患人日一发，以手二七下打砖。若隔日发，三七下打砖。三日一发以上，四七下打砖讫，取砖旁土拥砖，即复左手取一把土散砖上而去，慎勿反顾，大验。

又，以故笔画六尺方，中画作北斗形，皆以北斗相应，其魁衡必令开门，以身左行向斗魁，闭气并足俱前而立，咒曰：小鬼吾令出天门，入地户，不得从我去住，遂出建上之门，急去不得反顾，即瘥。三七日不发，与人治患，还得此患，必用此治。欲令患人还发，二七日内发之法：

还取患人发，以足蹴砖，咒曰：小鬼尔从斗入台，疟疾还回，即发。

敕禁疟鬼法：

书桃枝一尺，欲发即用。喂病人面、诵咒文二七遍，系着头底，天姓张，地姓皇，星月字长，日字紫光。南山有地，地中有虫，赤头黄尾，不食五谷，只食疟鬼。朝食三千，暮食八百，少一不足，下符请索，语你速去，即得无殃。汝若不去，缚送魁刚。急急如律令。

禁疮肿第九

咒曰：先奄肿上，闭右目，左目营之三匝，然后唾之：三乘车，四狱吏；载痈神，弃都市；登高山，临海水；吕河伯，捕痈鬼；大肿如斗，小肿如粟，吾唾一肿，百肿屏迹。唾汝三七，毒自出。急急如律令。

禁睡痈法：

禁唾一遍一度刀割一二三四五六七，背阴向阳。吾朝晨行，女娲相逢，教我唾痈，从甲至乙，痈疽速出。从乙至丁，痈疽不生。从丁至癸，痈疽皆死。青痈、赤痈、白痈、黑痈、黄痈、血疽、肉疽兄弟八人，吾皆知汝姓名，徒忍割汝，汝须急去。急急如律令。

禁痈肿法正面向东，以手把刀，按其边令匝，以墨点头，重重围讫，然后急唾之，即愈：

日出东方，乍赤乍黄，牵牛织女，教我唾方。若是痈，应钾空，若是痤，应钾碎，若是疖，应钾灭，若是肿，应钾垄。不疼不痛，速去速去。急急如律令。

又法：

取东壁土三丸，向井东置一丸，三咒曰：赫赫洞洞，日出东方，上有昆仑之山，下有清冷之泉。某甲患某处上有发痈，土入井中，天公当烂，石痈当散。七星北斗光，织女教我方，唾汝急出，不得留藏。急急如律令。又嘘三七遍，置土井中，三丸三禁三嘘之也。

禁五毒法禁蛇亦得：

吸东方青毒，南方赤毒，西方白毒，北方黑毒，中央黄毒。天毒、地毒、水毒、火毒、雾毒、尘毒、死生毒，百毒之精，知汝姓名，天毒上升，地毒下藏，百毒止息，五毒灭亡。恶毒须出，毒脑破，毒腹出，毒肠止。不止不已，拘汝牙，折汝齿。吸吸叱叱。急急如律令。

禁肿法三七遍：

骨肉皮肤，血气空虚，远入江海，急去无留。大肿如山，小肿如粟。唾一肿，千肿灭。急急如律令。"灭"，一作"死"。

禁肿法七重右回，一气朱书，皆以右手封之，指七过周于丑指，右手持禁如法：

咒：封山山没，封石石烂，封湖湖决，封火火灭。上白东王公、西王母，教我神方，白刃封汝。大肿如山，小肿如米，封一肿，万肿死。急急如律令。先以手按之久令痛，次以金刀按之四边令散，以气七呵令热，然后急气七吹令冷。阴阳气定，然后却唾之。

禁天下大肿法别室中以木扅相背，令以绳系定，上安一榍，一禁一打榍，令没，以三七遍：

东方青帝，摄青精之毒气；南方赤帝，摄赤精之毒气；西方白帝，摄白精之毒气；北方黑帝，摄黑精之毒气；中央黄帝，摄黄精之毒气。五方毒气并及五精，纳吾腹中，天下最尊者，莫大于五帝。天下最神者，莫及于五精。天下大恶者，莫过于五毒。吾舍五帝五精，五毒与禁共居，其声如雷，禁如风霜，经口即死，逢禁即亡。吾禁东方木，木折；禁南方火，火灭；禁西方金，金缺；禁北方水，水竭。吾上禁飞鸟落，下禁井泉枯竭。吾禁一肿，百肿灭；吾禁盘石开，深涧契，天架摧，地柱折，晓停光，夜星灭，冬变雨，夏积雪，冷肿热肿速消灭。急急如律令。

禁水肿方：

咒曰：天阳在上，人阳在中，阴阳在地，水从下流，唾肿消化。急急如律令。

太白仙人禁肿法：

先向王方三嘘三吹，以刀约之，以手握之，讫，然后三噗之。禁曰：日出东方，雷起西南，虾蟆白兔，蚀月中心，营月带日，无所不通。大肿如山，小肿如珠。吾唾一肿，百肿自除。急急如律令。

又法：

一二三四五六七，百肿皆疾出，急急如律令。

又法：

日出东方，如悬鼓，似白虎，吾能唾肿散，唾毒烂。急急如律令。

又法：

东方青帝，禁驾青毒；南方赤帝，禁驾赤毒；西方白帝，禁驾白毒；

北方黑帝，禁驾黑毒；中央黄帝，禁驾黄毒。吾有苦口，唾十瘥九。急急如律令。

禁一切肿法：

咒曰：吾口如天雷，唾山崩，唾木折，唾金缺，唾水竭，唾火灭，唾鬼杀，唾肿灭。池中大鱼化为鳖，雷起西南不闻其音。大肿如山，小肿如气，浮游如米，吾唾一肿，百肿皆死。急急如律令。

又法：

咒曰：生在木间，那得来人间？石盐一撮，清水一斗，故来治肿。南山石羊，其角如芒，左角抵肿，右角决肿；东海大鸟，飞来食肿，左翼掠肿，右翼裂肿。不疼不痛，不坏不脓。急急如律令。

禁痈肿法：

先叩齿三七遍，急噤，左营目，即唾咒曰：雷起地中，一听其音，月生东盛，蟾蜍白兔，蚀月中心，荣卫不通结成痈，大肿如山，小肿如粟，唾咒一肿，百肿散死。急急如律令。

又法：

日出东方，赫赫煌煌，威威容容，天门亭长，来捕痈肿，山多石，海多龙。天门亭长来捕摩，得便斩杀莫闻罗，一唾当心，再唾都愈。急急如律令。

禁疔疮法一云初得之时，逆以禁即除愈，当三七遍唾之讫：

咒曰：日出东方，乍赤乍黄，天上织女，教我唾方。疗公疗母，元出南方，疗公死，疗母亡。北斗真气，能治疗疮，吾口如天门，不可枉张。唾山崩，唾石裂，唾金缺，唾火灭，唾水竭。急急如律令。

禁疗疮法：

用水一碗，置枣树南，令搏树，以刀子一枚安碗上，刀向树三指漫撮临着刀刃上，胡跪。咒曰：上启伏奴将军，伏奴将军能治疗疮。今是某年月日，姓字某甲年若干，患某处，生疗疮，或是浮沤疗，或是麻子疗，或是雄疗，或是雌疗，或是羊角疗，或是蛇眼疗，或是烂疗，或是三十六疗，或是驱失疮，或是水洗疮，或是刀镰疮，三头着体，于人不量，清净七寸枣树下之水洗之伏藏。急急如律令。

禁疗疮法先闭气三遍，叩齿三十六通，闭气禁之，三七遍即瘥：

东海大神三女郎，疗疗有神方，以药涂此疮，必使疗公死，疗母亡，疗男疗女自受殃，星灭即愈大吉良。过时不去拔送北方。急急如律令。一云：东海大神三女郎，三万细米簸去糠，三称行捶灸疗疮云云。

禁喉痹第十

吸！喉痹父，喉痹母，喉痹妇，喉痹孙，天生汝时，缘上百草露，谁使汝着人喉里？拘汝牙，折汝齿，破汝头，破汝胁，神不得动，不得留停，北斗知汝名。吸吸！急急如律令。

又法：

吸！日出阳阳。吸！为喉痹肿毒所伤，莫痛莫痛。吸吸！愈。急急如律令。

禁牙齿法：

用桃板长一尺二寸，正面南向闭气，书曰：某州某县乡里女某甲，年若干，患口中左右若干齿痛。三读讫，埋三路头，以石子盖之，勿反顾。南山有一虫，名赤松子，不食五谷，但食口中齿；埋汝三路头，塞汝用石子；埋汝着树东，千年万岁不得起。急急如律令。

又，禁牙齿法：

用一枚杖长三握，复取两指团艾三炷灸杖头止，柱牙上，咒曰：登高山，望海水，中有一虫，黄头赤尾，不食五谷，专食牙齿，吾欲治之握两指，神灸三壮虫死矣。急急如律令。

禁哽法：

南山大虎，北山狐狸，江中大獭，海中鸬鹚，某甲得哽，共来吞除。急急如律令。

又禁哽法：

四海荡荡，滑如苔上，五虎四獭三鸬鹚，共来食哽速消除。横者即入，顺者即出。急急如律令。

禁目痛法以呵之三七遍，然后禁之：

日出东方，赤如紫阳；儿子目痛，父母心伤；吾口一唾，明见四方；百药千治，不如吾汤；若唾唾汝，汝眼毒消亡。急急如律令。

禁目痛法：

神师所唾自有方，日出东方，右阴左阳；瞳子生肉，瞻视无光；吾能诛罚，不避镬汤。唾目二遍，还复故常。大吉神师，西岳灵方。急急如律令。

禁产运第十一

取蒜七瓣，正月一日正面向东，令妇人念之一遍，夫亦诵一遍，次第丈夫吞蒜一瓣，吞麻子七枚便止。丈夫正面向东行，诵满七遍，不得见秽恶。受持之法，不用见尸丧，见即无验。吾蹑天刚游九州，闻汝产难故来求，斩杀不祥众喜投，母子长生相见面，不得久停留。急急如律令。

唾运鬼法丈夫从妇人口中受取，妇人从男夫口中受取：

天无梁，地无柱，五骑三龙使九虎，押运鬼，汝身长少许，或在人心肝，或在人心肺，或在人心膂。吾受东海王禁，故来追捉汝。急急如律令。

禁运鬼法：

先禹步三匝，左手持刀，右手持水，努目急气，然后禁之喷之曰：唾！东方青运鬼，字青姬；年七十，南方赤运鬼，字赤姬；年六十，西方白运鬼，字白姬；年五十，北方黑运鬼，字黑姬；年四十，中央黄运鬼，字黄姬；年三十。唾天皇地皇，六律九章，是公运子之鬼，未嫁之女，头乱如筐，腹胀如莒，克害忠良，唾汝急出，不得留藏，汝若不去，吾遣张丞伯捉汝缚送镬汤。急急如律令。一云：运子之鬼，未嫁之女，头乱如筐，腹胀如莒，但行人间，不见运女，唾之还本主，速出速出，更不见汝，张丞伯王问驱杀运鬼数万千，速断因缘。东唾无辜，恶见运鬼来相呼；南唾无极，恶见运鬼来相逼。唾三寸刀二寸刀，先治反支却治运，唾太山东门一把苇，举高十丈治运鬼，初来如辟蜂，不着余处，当眉聚一杯水唾运去。须臾不去当自死。急急如律令。

禁产难方：

先禁水一杯与服之，乃禁曰：天有阴阳，地有五行，星辰列布，日月精明，四时变化，不失其常，骨肉已成，四体已强，毛发已就，今是生时，生迟何望？河伯在门，司命在庭，日月已满，何不早生？若男若女，司命须汝，促出无迟，并持胞衣。急急如律令。

禁金疮第十二

禁金疮法：

咒曰：吾被百箭，疗无一疮，一人挽弓，万人惊张，一箭破于千阵，此禁亦是难当。急急如律令。

又法：

正月一日日未出时，取四壁下土和酒、井华水向东三拜，云言受神禁愿大神，如是四方各礼讫，口含酒水四方悉噀，至日中还复如此，七日之中鲜洁斋戒，不得恶言出口，禁金疮即定法，先闭气嘘三遍，呵气七遍，唾之曰：

日出东方，惠惠皇皇，上告天公，下告地皇，地皇夫人，教我禁疮，吾行步不良，与刀相逢，断皮续皮，断肉续肉，断筋续筋，断骨续骨，皮皮相着，肉肉相当，筋筋相连，骨骨相承，今会百药，不如神师，一唾止痛，再唾愈疮，北斗七星，教我禁疮，南斗六星，使疮不疼不痛，不风不脓，北斗三台，转星证来。急急如律令。

唾疮法：

日出东方，育育阳阳，上白天公，下白地王，地王有女，教我唾疮，皮皮相养，肉肉相当，令疮不疼不痛，不风不脓，连筋续骨，肌生肉实。急急如律令。用王气唾疮良，便有验，神吉。

禁血不止法：三七遍。

日出东方，乍赤乍黄，南斗主疮，北斗主血，一唾断血，再唾愈疮，青衣怒士，却血千里。急急如律令。

禁疮断血法：

某甲不良，某甲不慎，为刀箭木石所伤，上告天公，下告地皇，地皇夫人，教我禁疮，一唾止血，再唾合疮，两皮相连，两骨相当，新疮莫痛，故疮莫脓。急急如律令。

禁金疮法：

吾是天师之子，为师之所使，执天有纲，执地有纪，一百二十禁咒，吾以受之，吾禁此疮，金血须止。吾与天地同体，令疮合。急急如律令。

唾百种疮法：

神师所唾，口为雷门，唾为霹雳，雷公主阴，霹雳主阳，残贼结气，唾下消亡。急急如律令。

禁唾恶疮毒法：

先闭气三通，咒曰：神师受告，大道最良，百药之长，不如吾之膏唾。吾仰天唾杀飞鸟；唾南山之木，木为之折；唾北山之石，石为之裂；唾北方之水，水为之竭；唾百虫之毒，毒自消灭；唾百疮之毒，生肌断血，连筋续骨，肌生肉实。扁鹊卢医，教我禁方，三唾何疮不愈，何毒不去？天音神师，今在汝处。急急如律令。

禁水洗疮法：

先左营目三周，开目视疮中，闭气一息欲止。然后禁之，咒曰：无弱无强，为某所伤；清血无流，浊血无往；一青一黄，一柔一刚；皮皮相值，脉脉相当；南方止血，北方止疮；东流海水，寒热如汤。朝令淹露，暮令复故。医王扁鹊，药术有神；还丧车，起死人；不脓不痛，知道为真，知水为神。急急如律令。

禁漆著人法：

漆翼丹盈，漆翼丹盈，丹为兄，漆为弟，汝不漆杯以盂，乃漆人肌肤，刀来割汝，斧来伐汝，汝不疾去，咸盐苦醋唾杀汝。急急如律令。

禁漆著人法三七遍：

一云：烧故漆器当着漆急唾之，赤非非，漆贤丈夫着车移，丙丁使者收摄之，不得着人体，不得着人皮。急急如律令。一云：妄移移，漆贤丈夫；着车辇以盂，何由得着人皮肤？保辜保辜，收摄漆贤丈夫。急急如律令。

禁火烛疮法：

浮阳浮阳，火烧东壁；东壁穷烂，上付河伯；还付壬癸，火精毒灭，入地千里。急急如律令。

禁蛊毒第十三

咒蛊毒文：

毒父龙盘推，毒母龙盘脂。毒孙无度，毒子龙盘牙。若是蛆蛛蜣螂，还汝本乡；虾蟆蛇蜥，还汝槽枥。今日甲乙，蛊毒须出；今日甲寅，蛊毒不神；今日丙丁，蛊毒不行；今日丙午，还着本主。虽然不死，腰脊偻拒。急急如律令。

禁蛊毒法：

取一赤雄鸡淳色者，左手持鸡，右手持刀，来至病人户前，去屋溜三步，便三声门尉户丞，某甲病蛊，当令速出。急急如律令。以鸡头拄病人口中，三遍毕，以苦酒二合，刺鸡冠上血纳苦酒中，便与病人服之愈。

咒魔蛊及解法：

天无梁，地无柱，魔蛊我者，还着本主。一更魔蛊不能行，一午魔蛊不能语。太山昂昂，逐杀魅光。魅翁死，魅母亡。魔蛊大小，驱将入镬汤。急急如律令。

又咒曰：食鬼将军，摩牙利齿，不食余味，只食魅鬼；魅鬼九千九万户，少一不足，下符来取。魅鬼速还本主，不归本主，反缚送与。急急如律令。

又有将军字屈丘，牙形带剑持兜鍪，出门入户远地游，捉得魅鬼便斫头。又有一神字穷奇，头如破筐发强相，口如罗披恶神祇，不食五谷食魅皮，朝食一千，暮食九百，一口不足，使来便索。急急如律令。

禁五蛊：时气悉用此。

九真斗光，道气并行，大寒小热，当从内出。最巨，夷忧除烈，水火之光，宅中凶殃，大神丈人，入某身形，恍惚无常，大道正教，真道常行，邪气急灭手下。急急如律令。

又法咒曰：

东方青帝魔人鬼，南方赤帝魔人鬼，西方白帝魔人鬼，北方黑帝魔人鬼，中央黄帝魔人鬼。魔公字阿强，魔母字阿防。有人魔我者，还令着本乡。诵魇二七，鬼走出；诵魇三九，魇鬼还向本主走。若当不走，吾语北斗。急急如律令。

禁遁注第十四

禁注法：

吾从天南来至北，食盐三斛，饮水万千；经江量海，手捉丘山；口含百毒，心怀蚰蜒。唾天须转，唾地陷穿，唾石碎裂，唾火灭烟，唾鬼即死，唾水竭渊。

东方之注自名医，入人体中注心根，神师咒注注灭门；南方之注自名青，入人体中注百脉，神师咒注注即易；西方之注自名摇，入人体中注脊腰，神师咒注注即消；北方之注自名雌，入人体中注心脾，神师咒注注即移；中央之注自名雄，入人体中注十指，神师咒注注即死。四方之注尽已亡，惟我五脏永安强。急急如律令。

禁注出血法三七遍急噀之：

东方之注自名羊，入人体中主腹肠，神师咒注注即亡；南方之注自名狗，入人体中主心口，神师咒注注即走；西方之注自名鸡，入人体中主心脐，神师咒注注即迷；北方之注自名鱼，入人体中主六府，神师咒注注即无；中央之注自名雄，入人体中主心里，神师咒注注自死。

谨告病人身中诸注殃，若在心腹及胸肠，或在四肢并中央。

谨告四方诸关节，急送血殃，三焦关元，下部膀胱，若有若无，不出者亡。速去百年毒，神符欲居汝处。急急如律令。

又法：

注父张，注母杨，注兄靖，注弟强，注姊姬，注妹姜。知汝姓字，得汝宫商，何不远去，住何所望？前出封侯，后出斫头；前出与赏，后出与杖。汝今不去，住何所望？急急如律令。

又禁注法：

东方青帝食青色之注，南方赤帝食赤色之注，西方白帝食白色之注，北方黑帝食黑色之注，中央黄帝食黄色之注，五帝之神食十二注，北斗七星食一百二十注，或食土公注，或食土母注，或食土子注，或食土妇注，或食土孙注，或食土孙妇注，或食生人注，或食死人注，或食飞尸遁注。大注消、小注灭。急急如律令。

又禁注法三七遍：

东方青注，南方赤注，西方白注，北方黑注，中央黄注。

五方五注，何不速去？雷公霹雳，欲居汝处。吾唾山山崩，唾石石裂，唾火火灭，唾水水竭。吾唾五毒，逐口消灭。急急如律令。

咒注文：

吾是太山之子，今为太山所使，口如天门，不可枉张。唾如毒药，气如秋霜，当吾者死，值吾者亡。五注之鬼，速出速去，不得留藏。急急如律令。此咒当晨朝日初出时，遣病人净洗手面，向东方至心礼太山讫，更以水洗手至心合掌正西立，师当在东，正当病人，面向南立，以此咒之七遍便愈。若不愈者，明晨更如是咒之。不过三朝，无不愈者。

禁唾飞尸入腹急切痛法：

请天上飞龙，穷奇白虎，眼如明星，腹如建鼓，齐功叩齿，主食恶鬼，人食飞尸，出食殃魅。人生于天，吞气受道，身形之中，非汝所处。形中五部，各有所主。肝为青龙，肺为白虎，心为朱雀，肾为玄武，脾为中府，主御四方。上有真人，赤城童子；下有咸池，青腰玉女，各守部界，不得留住。方名道人，教来治汝，头则法天，身法北斗，手为魁刚，口为金斧，主授六甲，直神辅汝，何鬼不出，何尸不走？急急如律令。

按摩卒中注忤魍魉法：

配阴脉十三，阳脉十五，二十八脉随手上下。一脉一通，知汝有苦。男祥女祥，客死不葬。骸骨消散，流离道旁。惊恐驰走，责人酒浆。南山有一人名穷奇，不食五谷，但食鬼皮。朝食鬼父，暮食鬼母。食正欲壮，复索鬼子。急急如律令。

禁邪病第十五

凡鬼邪着人，或啼或哭，或嗔或笑，或歌或咏，称先亡姓字，令人癫狂。有此状者，名曰鬼邪。唯须伏鬼，遣之乃瘥。治之法：正发时使两人捻左手鬼门、鬼市，两人捻右手如左手法。鬼门者，掌中心是；鬼市者，腕后厌处是，伸五指努手力则厌处是。腕后者，大指根两筋中间是。一捻之后，不得暂动，动鬼出去，不得伏鬼，又不得太急，若太急则捻人力尽，力尽即手动，手动即鬼出；亦不得太缓，若太缓复不能制鬼，惟须以意消息令缓急得所，复使两人投棕子刺两肩井中，缓急如鬼门、鬼市法，以鬼伏为限。若不伏，稍稍急刺。若鬼伏即稍轻刺之。若病人是丈夫肥壮者，则急刺之。量人之强弱消息以意。若棕尖利以布物裹之，勿令人伤。亦须诵咒，必臣伏。如状貌中有似伏状，不复相骂，下情求首，叩头求去，遣一人捉，咒师自问鬼之姓名，住何州县乡里，年几贯属，伴侣几人。又问来意有所须，为何事来，一依病人口笔写之。若其臣伏，叩头求去，不敢更住者，且停刺肩井等，依其所须备觅发遣之，须食与食，须金银车马，即彩画人马像，金银綵帛，随其形貌悉尽作之。绢帛以白纸作，金以栀子染之。若是远来之鬼，须给过所者，亦即给之。即日早发遣，或待后发遣亦得。送鬼之时，须桃符一板，长七寸阔三指，综线一条长七寸，以朱书板上，著年号月朔日子，鬼之乡里，姓名年几，从人头数，告五道大神，河伯将军，上件鬼某甲等，在我家中作如此罪过，捉获正身，所索之物，并已具给，发遣速出去，不得久停，不得久住。急急如律令。

炬火禁邪法去百鬼，断万邪：

敕粉火治邪，亦可以按摩病人。若欲断邪鬼，以敕粉火，以一炬火，着户外，令病人住外。又，师捉一炬火，作禹步烧粉，令病人越火入户还床，以向者一炬送大门外道上，去门百步弃之，勿反顾。师取一盆水，着病人户限内，以大刀横上。亦可燃灯置病人屋内，令昼夜不灭，至病瘥，师捉火炬燎病人身上，随多少治病。咒曰：粉良，天火赫赫，天火奕奕，千邪万恶，见火者避。急急如律令。

咒水喷病人法：

先取净水一器，咒三吸气闭目，存鬼神怒五气击之。咒曰：持清持浊，持正持水，所为物，无不消化，怒石石裂，怒木木折，邪不干正，危不入身，大道流行，摄录邪精，神祇所怒，玉石皆化，何病不愈，何灾不断？速出速出。急急如律令。

咒水治百病法：

先取净水，以器盛之。十咒曰：太一之水祖且良，举水向口续神光，大肠通膀胱，荡涤五脏入胞囊。脾肾太仓，耳目皆明，百病除瘥，邪精消亡。急急如律令。吃之遍身，然后用之。

禁恶兽虎狼第十六

夫草野山林行见恶虫，但闭右目，以左目营之三匝，鬼神见之，伏而头胁着地也。

禁虎入山法：

吾登行五岳，前置辟邪六驳，后从麒麟狮子，扬声哮吼，野兽猛虎，闻吾来声，伏地不语。若不避吾，檄虫杀汝。急急如律令。

敕禁虎法：

天一太一，李耳伯阳，教我行符，厌伏虎狼，垂头塞耳，伏匿道旁，藏身缩气，疾走千里。舅氏之子，不得中伤。急急如律令。

禁蛇毒第十七

三月三日夜，向北烧香，闭气诵满三七遍。咒曰：日出东方，赫赫煌煌，报你蛇虫，远逃深藏。你若不藏，鹳鹊步刚，食你蛇头，吞汝入肠。大蛇死，小蛇亡。急急如律令。

禁蛇法：

押蛇头咒曰：寅加卯，寅加卯，三遍即愈。若欲发蛇毒，押蛇尾，倒诵之：卯加寅，卯加寅，蛇毒即发剧，一注螫右相押左手，自余皆同。

又法：

庚寅卯、庚寅卯，三遍即愈。若欲令发，云：卯寅庚，卯寅庚。即发。

又法：

辰生巳，辰生巳，蛇毒即止，三遍即愈。欲令发者，云：巳生辰，巳生辰。即发。

禁蛇法：

一名蛇，二名蟾，三名蝮，居近野泽南山腹，蛇公青，蛇母黑，蛇公字麒麟，蛇母字接肋。犀牛角、麝香牙、鹳鹊嘴、野猪牙，啄蛇腹腹熟，啄蛇头头烂。蜈蚣头，鸩鸟羽，飞走鸣唤，何不急摄汝毒，还汝本乡江南畔。急急如律令。

禁蛇敛毒法：

晖晖堂堂，日没亭光，姿擢之节，唾蛇万方。蛇公字蚰蜒，蛇母字弥勒。汝从江南来江北，言汝何失准则。汝当速敛毒，若不收毒，吾有鸩鸟舌、野猪牙、蜈蚣头、何咤沙，吾集要药破汝，速出速出，敛毒还家。急急如律令。

一法：

器朱书此符，左手把之，闭气唾禁，捻目向王为之。吾一唾开天门，再唾诸黄泉，天下有恶毒，皆来归吾前，吾今捉你，一唾得千千。急急如律令。

山鹊蛇 山蚱 山青蛇 泽青蛇 马蛇 蛟黑<small>似蜥蜴</small>

右六种螫人不死，令人残病。 咒曰：

吾有一切之禁，山海倾崩，九种恶毒，原出南厢，令渡江北，专欲相伤。吾受百神之禁，恶毒原出南边，今来江北，截路伤人，吾一禁在后，你速摄毒，受命千年。急急如律令。

白朔蛇、蒿脊蛇、赤蛇、黄蛇、水蛇、青蛇。

右六种咬人不伤，直禁即瘥。

子蛇、尺八蛇、土蜡蛇、沙虱、毒到蛇、白蝎蛇、罔蛇、蟒蛇。

右八种蛇，人着者须药治。咒曰：

道边一木，百尺无枝，凤凰嘴如丝，速去速去吾不知。急急如律令。

禁蝎蜂第十八

禁蝎法<small>捻蛇目，闭气向王为之：</small>

蠕蟺神祇，八节九枝，兄字大节，弟字蝎儿，公字腐屋草，母字烂蒿枝。但自摄敛汝毒，不出去何为？急急如律令。

咒蝎法：

蹀蹀移移，八节九枝，公字腐草，母字蒿枝。缘他篱落，螫他妇儿，何不收毒，欲住何为？山鸡戴胜，食汝四肢，头破尾折，伏地莫移。急急如律令。一云：山鸡头戴胜角，拉尔腰断，不得动尾云云。

又曰：蜂虫毒止，速收你尾，河伯将军，铁钳铜指，押你腰断，不得动尾。急急如律令。

禁毒蝎螫人法：

先二日斋戒正朝，一日日未出时，净澡浴洗手，北堂东头下诵之三七遍。咒曰：

天有八节，地有九枝，一非草木，二非蒿枝，上他床上，伤他妇儿，速去速去，戴胜来追，不痛不疼，不肿不脓。急急如律令。

禁蜂毒捻蜂目左菅目，闭气向王为之：

东方青毒还东方，南方赤毒还南方，西方白毒还西方，北方黑毒还北方，中央黄毒还中央。

黄蜂飚飚，黑蜂奕奕，王有小女，嫁与问伯，吾有铜掌铁指，押汝便死，汝是小虫，何不速去毒阴，吾曰大鸟敷翅，三千八万里，不得张口，汝应是死。急急如律令。

禁蜂毒法捻蜂目左菅目，向王闭气为之：

兄弟三人走出野，大兄名蝮，南山上下，中兄名蛇走田野，小弟名蜂看屋梁，坚如瓦，热如火，二七唾，毒当堕。急急如律令。

禁恶蚝螫人毒法：

蛆似蜂，着山丛。蚝似蜗，着山腹。老蚝蚊，缘木枝，兄弟五人吾都知，摄汝五毒莫令移，汝不摄毒灭汝族。急急如律令。

禁恶蚝文一云狐尿刺伤人肿，当急闭气治，唾之即愈。一七不愈，三七遍：

日出东方，乍赤乍黄，瓜熟离蔓，椹熟离桑，东家啮人狗，西家好妇娘，咒此小虫，雄狐毒死，雌狐毒亡。急急如律令。

禁狗鼠第十九

咒曰：日出东方何堂堂？狗不名狗名大黄，皇帝遣汝时，令啮猴与鼠，不令汝啮人伤。若啮人伤，白虎吞入汝肠。急急如律令。一云：不令汝啮人伤，烂汝齿，腐汝牙，自不去，虎咬汝云云。

禁狗毒法：

犬牙狗齿，天父李子，教我唾汝，毒出乃止。

皇帝之神，食汝脑髓；白虎之精，食汝之形。唾汝二七，狗毒便出。急急如律令。以气嘘呵之，捻狗目左营目，向王为之

禁狗令不咬人法捻狗目向王闭气，七息七禁之，令不咬人：

吾口如天门，不可扛张，舌如拔剑，唾如秋霜。北斗照耀，列宿天苍。毕集声气，正其发阳。牵牛持形，织女侍旁。此之小狗，咒之灭亡。天狗地狗，何反不走？欲伤我者，牙折口哑。急急如律令。一法下文不同，今不取。

又法：

取西厢屋檐下土，捣末绢罗之，和大苦酒渍，作团如鸡子，于疮上摩之。咒曰：

东方木为折，南方火为灭，西方金为缺，北方水为竭，中央土为绝。吾太上府逢西王母，教我禁，语我神方。东句枝，西句枝，庶民狂狗，咬我天公儿，急出急出，汝若不出，莫使我怒。吾能唾山崩、唾石裂、唾火灭、唾海竭。速出速出。急急如律令。如此三咒，擘泥中，见随狗毛色有验。

又取灶中黄土，与水和作泥丸如鸡子大，摩疮上，随犬毛色，毒随而出，擘破泥丸明视之。疮痛，则又以一盆水写屋上，以器盛取以洗疮，余水破落地，则和为泥封疮上，擘中必见犬毛色，疮不疾痛也。

禁狗文：

咒曰：汝是小犬，恶兽之余，为物有幸，得与人居。汝命如泥，土精空虚。吾以西方白虎咬汝头，汝毒急收。急急如律令。

凡向人家，先以脚踏门右。咒曰：

主人某甲家，门丞户尉，篱落诸神，主人有狗，黄白不分，师来莫惊，师去莫瞋。急急如律令。

禁狗不吠人法：

黄狗子，养你遣防贼捕鼠，你何以啮他东家童男，西家童女？吾请黄帝、灶君、震宫社土，付与南山黄斑，北山黑虎，左脚踏汝头，右脚踏汝肚，向暮必来咬杀食汝。狼在汝前，虎在汝后，三家井底黄土塞汝口，吾禁你四脚躇不得走，右掷不得，左掷搦草。吾来上床，汝亦莫惊。吾出十里，汝亦莫起。急急如律令。

禁鼠令出法：

桃枝一枚，茅草索一条。咒曰：

天皇地皇，卯酉相当。天皇教我压鼠，群侣聚集一处。地皇教我压鼠，群侣聚集一处，速出速出，莫畏猫犬，莫畏咒咀。汝是猫之仇，又非猛兽之侣。东无明，南无明，西无明，北无明，教我压鼠失魂精，群阳相将南一作西，目失明，呼唤尽集在于中庭。急急如律令。作此法时，于室中净扫地，穴前遍扫之，桃枝以茅草索结杖中腹，以三个穴立呼之矣。

初越集鼠法：

初越时以香汤浴身，洒室中及庭前地，讫，用三盆三家浆粉，以刀子横着盆上，以灰匣之。以笔一管，去盆三尺着地，所有穴前皆安灰，广一尺，上作子字。一云穴上紫字。乃咒曰：

北斗三台，招摇所录，天李目形，必归所属，寄食附人，寄穴我屋，胡为杨时，饭食欲熟，急敕鼠王，召集眷属，大鼠小鼠，并须来食。侧立单行，洗荡心垢，伏罪勿走。汝父小奚，汝母幽方，汝兄阿特，汝弟阿当，汝妹仆姜，室家相将，归化坐旁，固告敕汝，莫以旧为常。急急如律令。

又，去鼠法：

鼠必栗兜，牛必栗兜，蛾蛾必栗兜，犯犯必栗兜，母名必栗兜。三唤神来赴。

欲辟之法，悉在华上，勿得东西。

解放鼠法：

日东向旷二里，西向旷二里，辟方八里。此广阔耐停止，鸡零星牵至厅，鸡零禄牵至狱。汝等此中行，勿得与人相牵触，当断汝手足。急急如律令。

禁鼠耗并食蚕法：

咒曰：天生万虫，鼠最不良。食人五谷，啖人蚕桑。腹白背黑，毛短尾长。跳高三尺，自称土公之王。今差黄头奴子三百个，猫儿五千头，舍上穴中之鼠，此之妖精，咒之立死。随禁破灭，伏地不起。急急如律令。

越百怪法：

乾坤定位，阴阳化成。门丞户尉，侍从交并。二十八宿，黑白赤青。千殃万怪，急收汝形。吾知汝姓，吾知汝名。急须屏迹，不得久停。违即斩杀，万不得生。急急如律令。

又咒曰：日出东方，赤如紫阳。百怪妄起，损害忠良。吾口咒之，辟除凶殃。怪闻我咒，速去他方。祸去福来，万恶潜藏。急急如律令。

护身禁法第二十

咒曰：诺诺罩罩，左带三星，右带三牢，天翻地覆，九道皆塞。使汝失心，从此迷惑。以东为西，以南为北。人追我者，终不可得。明星北斗，却闭千里。六甲反张，不避祸殃。乘车追我，折其辕轴。乘马追我，掩其两目。步行追我，肿其两足。扬兵追我，刀反自伏。明星北斗，却敌万里。追我者亡，觅我者死。牵牛织女，化为江海。急急如律令。

又法：

太一神人曰：凡欲远行避难，若为恶人追逐，危厄之中，出门禹步三咒乃去，可以消灾。追我者迷惑，五道旋转倒还。恶人欲来侵己者，逆而却之。咒曰：

东方青毒，南方赤毒，西方白毒，北方黑毒，中央黄毒。五毒之气，今有某甲无道，欲来侵，吾被太一神符，历行四海，乘风驾云，使有限会。某甲怀恶逆之心，残贼忠良，不肯休止。五毒之气，并力收摄，付与地官，莫令某甲复怀恶心、贼害之意。应时了命，言切千二百等。急急如律令。

若逢怨家恶人法：

先却三步捻生人喉，又以左足大指蹑地。咒曰：

北斗神君，来灭恶人，斩截冤家某甲头，送上天门。急急如太上老君魁刚律令。

又法：

恶人欲来侵害者，先闭气三嘘，窃咒勿令人闻。咒曰：

头戴朱雀，足履玄武；左佩青龙，右佩白虎。吾来到处，百恶悉走。吾有天丁力士，椎杀恶鬼，远迸千里。急急如律令。

自防身禁咒法：

咄！某甲左青龙盖章甲寅，右白虎监兵甲申。头上朱雀陵光甲午，足下玄武执明甲子，脾为贵子中央甲辰甲戌。急急如律令。

右此一法，凡是学人，常以旦夕暗诵令熟，莫使声出。若有县官口舌，军阵危险厄难之处，四方兴功起土殃祸之气，或入他邦未习水土，及时行疫疠，但以晨夜数数存念，诵之勿忘。若吊丧问病临尸凶祸之家，入门一步诵一遍，出门三步诵二遍，皆先叩齿三通，并捻鬼目。

又法：

凡行山泽，晨夜恐怖之处，使人鬼恶总不相忤。咒曰：

人皆浊，我独清；人皆去，我独停；人皆极，我独丁；人皆枯，我独荣；人皆破，我独成。天长地久我与并，依文昌，游心星；登太玄，星紫庭；饮甘露，食阳精；佩日月，体安宁；乘三凤，驾羽英；坚藏择，九天仙公以赴刑。急急如律令。

被人所禁解之法：

先捻生人喉，咒曰：

炜炜煌煌，天有九柱，地有九梁。北斗七星，为我除殃。青龙在前，白虎在后。青龙饮汝血，白虎咬汝喉。头破脑裂，汝死不择日。急急如律令。

被人禁却解之法：

喷之，行头及天公亦是吾师，坐头及天公亦是吾师，眠卧及天公亦是吾师。却看天师欲作禁，吾解千禁万恶，若有禁吾反自着。急急如律令。

禁令家和法：

南无伽帝伽帝腻，伽帝收溜避；南无阿乾陀罗呵，弥陀罗灌陀沙婆呵。

右此法能令家内有不孝子、不顺妇女皆孝顺。用法取一把土，咒三七遍，置家大门下，又咒一把置中门下，又咒一把置堂门下，又咒一把撒在井中，又咒一把置灶额上。如是七日，内外自然和顺。但使行禁人精心咒之。

又，凡人行处不安稳，疑有恐怖之事，即以气喷之。便以拒禁咒之曰：急令辟恶鬼除制不祥，众邪消尽，魍魉逃亡，神符宣流，以知天恶。当我者死，值我者亡。急急如律令。

又法：

唾三十六鬼，大鬼打头，破作七分，如阿梨树枝沙呵。

凡行经神庙及断虎狼咒：

吾为天地祭酒，当为天地，头戴日月，身佩北斗。急急如律令。

禁恶人鬼火法：

咒曰：吾是元皇之孙，太上之子，口含圣真神气，付与东西百鬼，随吾驱使。吾东向一唾九木折，南向一唾八火灭，西向一唾金刚缺，北向一唾流水绝。道气流布，随吾所说。急急如律令。

禁贼盗第二十一

夫欲出行，先画地为坛，房中六尺，庭中六尺，野外六十步，置十二辰位，身居甲地，自呼名某乙。今欲出往某处，征讨时神，保佑于我，吉昌三言乾，大呼青龙下。咒曰：六甲九章，天圆地方；四时五行，青赤白黄；太一为师，日月为光。禹前开道，蚩尤辟兵。青龙侠举，白虎承衡。荧惑先引，辟除不祥。北斗诛罚，除凶去殃。五神导我，周游八方。当我者死，向我者亡。欲恶我者，先受其殃。吾受北斗之孙，今日出行，乘青龙，出天门，入地户；游阴中，履华盖；去寇贼，矛盾刀，戟戟弩。见我摧伏，莫敢当御。急急如律令。

禁贼法：

唾此恶贼，欲来狂图，某甲者，或从东方青帝来，或从南方赤帝来，或从西方白帝来，或从北方黑帝来，或从中央黄帝来。欲来伤害人者，令其作事莫成，拔刀自刺，拔箭自射。吾于四道开通，盗贼伏匿，五兵摧折，蜂蛇莫动大尾。辟侧百步，莫令相伤。吾禁五方恶贼，伏吾手下，不得浪行。急急如律令。

咒童子令说鬼姓字第二十二

太上老君禁神，三呼三吸以取其真。

东方青帝木中精，南方赤帝朱雀形，西方白帝白虎神，北方黑帝乘船行，中央黄帝黄龙声。

吾有其禁知天神，盖不自发身归诚。日南施禁火精，日北施禁五帝动。经吾三禁，莫敢不来。神道神名，鬼道鬼字。蛊道蛊名，魅道魅字。偷道偷名，贼道贼字。高山腾蛇，下山腾蛇。高山之崎，下山之峻。或在天上，或在人间。河伯将军，五道修罗。十二神将，登明君、天魁君、传送君、小吉君、胜光君、太一君、天罡君、大冲君、功曹君、大吉君，速送速送，汝名不得久停。急急如律令。

𤯔天仇 𡷈使灵符 𤲞法玉录 𩇓一本如此

右，前件取清水半升，以刀子搅之。诵此咒三七遍，与小儿饮之。朱书前件录于小儿膊一作膝下，少时召鬼并来。小儿自见，一一问之，即道所作病、所作鬼，抄取姓名，发遣如治癫法，与过所遣之，如上说也。

度符启请神言曰：

先上香咒笔曰，以笔指口鸣六鼓。

谨请东方青帝老君来下缠吾笔。

谨请南方赤帝老君来下缠吾笔。

谨请西方白帝老君来下缠吾笔。

谨请北方黑帝老君来下缠吾笔。

谨请中央黄帝老君来下缠吾笔。

指天天倾，指地地宁，指鬼鬼死，指人人生。急急一如太上老君律令。

请五方水度符言曰：

谨请东方青龙真气入吾水中。

谨请南方赤龙真气入吾水中。

谨请西方白龙真气入吾水中。

谨请北方黑龙真气入吾水中。

谨请中央黄龙真气入吾水中。

谨请五方五龙真气入吾水中。

吾水非常之水，煮桃作汤。吾刀非常之刀，七星侠旁；吾口非常之口，内含魁罡。水在江中，名曰江水；水在井中，名曰井水；水在吾碗中，名曰清净神水；水在吾口中，名曰太上老君解秽之水。吾水噀山山崩，噀地地裂，噀人人生，噀鬼鬼灭。急急如律令。

洒水言嘘，系天师阳平等二十四化真气，臣某弟子自称道号某狱真人、某先生，以今月今日今时，奉为某家弟子，度某符，随符言之。神符度咒曰：

日出东方，光跃表里，行符敕水，出于老子。老子行符，从吾所使。东九夷从符行，南八蛮从符起，西六戎捉鬼军，北五狄破鬼营，中三秦从符所摄，急急收录。一鬼不去，斩付北岳。天有三皇，地有五黑。某所行符，自有法则。非当吾真。当符者死，值符者亡。一鬼不去，斩付魁刚。急急如律令。

又曰：符主东方木折，南方火灭，西方金缺，北方水竭，中央土裂，符主天清地裂，人生鬼灭。急急如律令。

噀水三口，度神符主符启请：

谨请虚无直符直事，三十六人从吾符行。

谨请太清直符直事，今岁直符直事，今月今日今时直符直事，各三十六人从吾符行。保其家，弟子三灾度脱。急急如律令。

噀水三口，又曰：天圆地方，六律六章，神符烧香，灾厄消亡。符到奉行，急急如律令。

　　《禁经》上下两卷，二十二篇，其间辞语鄙野，盖出俗传。思邈切于救人。实录其文不加删润，今具有云，庶成一家之书。

校正千金翼方后序

　　夫疾病之至急者有三：一曰伤寒，二曰中风，三曰疮痈。是三种者，疗之不早，或治不对病，皆死不旋踵。孙氏撰《千金方》，其中风疮痈可谓精至，而伤寒一门，皆以汤散膏丸类聚成篇，疑未得其详矣。又著《千金翼》三十卷，辨论方法，见于《千金》者十五六。惟伤寒谓大医汤药虽行百无一效，乃专取仲景之论，以太阳方证比类相附，三阴三阳宜忌霍乱发汗吐下后阴易劳复病为十六篇，分上下两卷，亦一时之新意。此于《千金》为辅翼之深者也。从而著之论曰：伤寒热病，自古有之，名贤睿哲，多所防御。至于仲景，特有神功，寻思旨趣，莫测其致。有以见孙氏尊而神之之心也。是二书者，表里相明，至纤至悉，无不赅备。世又传《千金髓》者，观其文意，殊非孙氏所作，乃好事者为之耳。王道集《外台秘要方》，各载所出，亦未之见。似出于唐之末代，博雅者勿谓其一家书也。至于合药生熟之宜，炮炙之制，分两升斗之剂，并载《千金》凡例中，此不著云尔。

大德丁未良月，梅溪书院刻梓